阜外高血压手册

主　　编　蔡　军

主　　审　刘力生　吴海英

副 主 编（按姓氏笔画排序）

马文君　宋　雷　张慧敏　周宪梁
钱海燕

编　　委（按姓氏笔画排序）

马文君　车武强　卞　瑾　刘亚欣
孙晓昕　杨延坤　杨丽睿　杨艳敏
肖　嫣　吴海英　邹玉宝　宋　雷
周宪梁　郑　磊　钱海燕　黄建凤
蒋雄京　蔡　军

学术秘书　崔　晓　吴国玫

人民卫生出版社

图书在版编目（CIP）数据

阜外高血压手册/蔡军主编.—北京：人民卫生出版社，2016
ISBN 978-7-117-22900-5

Ⅰ.①阜… Ⅱ.①蔡… Ⅲ.①高血压-诊疗-手册
Ⅳ.①R544.1-62

中国版本图书馆 CIP 数据核字（2016）第 155266 号

| 人卫智网 | www.ipmph.com | 医学教育、学术、考试、健康，购书智慧智能综合服务平台 |
| 人卫官网 | www.pmph.com | 人卫官方资讯发布平台 |

阜外高血压手册

主　　编：蔡　军
出版发行：人民卫生出版社（中继线 010-59780011）
地　　址：北京市朝阳区潘家园南里 19 号
邮　　编：100021
E - mail：pmph @ pmph.com
购书热线：010-59787592　010-59787584　010-65264830
印　　刷：北京汇林印务有限公司
经　　销：新华书店
开　　本：889×1194　1/32　印张：5　插页：4
字　　数：144 千字
版　　次：2016 年 9 月第 1 版　2021 年 8 月第 1 版第 4 次印刷
标准书号：ISBN 978-7-117-22900-5/R·22901
定　　价：58.00 元

打击盗版举报电话：010-59787491　E - mail：WQ @ pmph.com
（凡属印装质量问题请与本社市场营销中心联系退换）

序

近四十年来，我国经济、社会和文化等各方面均发生了巨大的变化，人民物质文化生活水平显著提高。然而，由于人口老龄化进程的加快和不良生活方式持续积累，使我国心血管病危险因素显著增多，而高血压是我国冠心病及脑卒中的最主要危险因素，已成为中国和全球范围内的重大公共卫生问题。目前中国高血压患者总人数已超过 2 亿人，每年与高血压相关的医药费用高达400 亿元，且每年因高血压所致过早死亡人数达 200 万人，因此，高血压的早期诊断和规范治疗，含继发性高血压的准确鉴别和筛查，对提高高血压患者的血压达标率及改善预后意义重大。

阜外医院高血压中心的临床和科研人员勇于开拓，锐意进取，不断总结，历经几代人的不懈努力，业已发展成为亚太地区该领域最大的诊治中心之一，在继发性高血压鉴别、诊断、治疗和科研方面也处于国际领先地位。

阜外医院高血压中心的临床和科研专家们在高血压诊治领域以辛勤耕耘与半个世纪，积累了丰富经验，从宏观的流行病学调查研究与大规模临床试验到微观的分子诊断治疗等诸多方面均做了很多开创性工作，形成了具有阜外特色的严谨而完整的高血压诊治流程。有鉴于此，阜外医院高血压中心会同核医学科、检验科等相关领域专家将这些特色的规范和流程编纂成书，即《阜外高血压手册》。该书内容重实践，深入浅出，突出可操作性，是一本颇具参考价值的高血压专业用书。希望对广大高血压专科医师、心血管内科医师和研究生们有帮助。

《阜外高血压手册》的出版，是全体参编人员为阜外医院 60 周年院庆的献礼。

故乐为作序

刘力生

2016 年 6 月

前言

高血压作为心脑血管疾病的主要根源之一，是脑卒中及冠心病的最主要危险因素，已成为中国和全球范围内的重大公共卫生问题。目前中国高血压患者总人数已超过2亿人，每年高血压相关医药费用高达400亿元，而每年因高血压死亡人数达150万人。因此，正确诊断以及规范治疗高血压，尤其是加强继发性高血压的筛查，对提高高血压患者的血压达标率以及改善患者预后有着非常重要的意义。

中国医学科学院阜外医院高血压中心经过几代人的不懈努力，已发展成为亚太地区该领域最大的诊治中心之一，在继发性高血压鉴别、诊断、治疗和科研方面处于国际领先地位。本中心已开展动态血压监测、四肢血压、血管内皮功能检测、睡眠呼吸监测、血尿儿茶酚胺、尿变肾上腺素（MN）和变去甲肾上腺素（NMN）、肾素、醛固酮、尿醛固酮、尿游离皮质醇等特殊辅助检查，以及 [131]I-间碘苄胍显像（MIBG）等；诊治的大动脉炎例数居世界第一，在国内率先利用 [18]F-脱氧葡萄糖正电子发射成像（ ^{18}F-FDG-PET）技术对大动脉炎进行早期诊断，对疾病活动性进行监测，大大提高了大动脉炎的诊治水平；开展了单基因遗传性高血压的基因诊断工作，已为多名疑难高血压患者查明致病基因并进行了有效的针对性治疗；已诊治肾血管性高血压2300余例，手术相关并发症发生率<1.5%，疗效达到国际先进水平。

医学研究飞速发展，临床诊疗技术日新月异，医学知识浩如烟海。本手册的各位编者在熟知诊疗常规、国内及国际指南和相关研究进展的基础上，充分展示了阜外经验，贴近临床需求，解答实际问题。希望《阜外高血压手册》能成为高血压专科或相关学科医生诊断、评估和治疗高血压的简明工具书。

本书的出版正值阜外医院六十周年华诞，回望前辈们的创业与发展之路，希望本书也能作为一份献礼，继续传递阜外医院"用心守护健康"的精神与社会责任的担当，为业内同道的临床工作提供实在的帮助和便利，为提高医疗质量、守护患者生命健康做出贡献。由于编写时间紧迫，疏漏及不足之处请广大读者给予批评、指正。

蔡　军

2016 年 6 月

目录

文末折页

1

高血压查因诊治流程 及注意事项

入院标准

（1）发病年龄＜35 岁

（2）血压升高的幅度大，通常≥180/110mmHg

（3）血压难以控制，使用三联降压药（包括利尿剂）观察 1 个月的情况下，非同日 3 次测量诊室血压 SBP≥160mmHg 和（或）DBP≥100mmHg，或动态血压 SBP≥140mmHg 和（或）DBP≥90mmHg

（4）常用的降压药物效果不佳

（5）血压波动幅度较大

（6）表现为阵发性高血压发作，尤其是伴有头痛、面色苍白、心悸和大汗者

（7）坚持服药血压控制良好的基础上血压突然变得难以控制

（8）两侧上肢血压不对称或下肢血压低于上肢者

（9）体格检查可闻及血管杂音

（10）低钾血症，尤其是严重的顽固性低钾血症，且在排除利尿剂、腹泻、进食差等原因后常规补钾效果不佳

1

（11）服用 RAAS 阻断剂后血清肌酐明显升高

（12）与左心功能不匹配的发作性肺水肿，尤其是夜间发作多见

（13）单侧肾脏萎缩或高血压并两肾大小不对称

（14）新发高血压伴有特殊体貌特征，如向心性肥胖、满月脸、痤疮等

入院前准备

在保证患者安全前提下，尽量停用现用降压药物，换用钙拮抗剂（如：维拉帕米缓释片、氨氯地平、硝苯地平缓释片或控释片），如果足量钙拮抗剂效果不佳可加用 α 受体阻断剂（如：特拉唑嗪等）。个别患者血压急剧升高，口服药物无效者，可考虑静脉应用硝普钠或乌拉地尔注射液等。原则上要求停用 RAAS 阻断剂、β 受体阻滞剂 2 周，利尿剂、螺内酯 4 周。女性患者尽量注意避开月经期收住院，以免干扰尿化验结果。待完善关键检查（尤其是血浆肾素活性和醛固酮测定）后再加用其他降压药物。

住院流程

| 第一天 | 完善血常规、血生化、尿常规、尿微量白蛋白等相关检查。无创动脉硬化监测（四肢血压），动态血压，睡眠呼吸监测（有中重度打鼾病史者）、中心动脉压（35 岁以下年轻患者）；对于体型肥胖或怀疑库欣综合征患者开始测定血皮质醇节律及小剂量地塞米松抑制试验 |
| 第二天 | 24 小时尿苯肾上腺素、苯去甲肾上腺素、醛固酮、游离皮质醇、尿蛋白定量，7：00 ~ 8：00am血肾素、醛固酮、游离皮质醇，血儿茶酚胺；分计日夜尿量；低钾血症者：测 24 小时尿钾；CTA 检查（双肾、肾上腺、肾动脉），眼底检查（请眼科会诊） |

第三天	高度怀疑原发性醛固酮增多症：确诊试验；主动脉狭窄及夹层：主动脉 CT/磁共振；肾动脉狭窄：肾 γ 照相加卡托普利试验；原发性醛固酮增多症定位：分侧肾上腺静脉取血
第四天	汇总已有查体和检查结果，主任查房，调整药物，制定下一步诊疗方案
第五天	鉴别诊断，明确病因，确定治疗方案。手术或出院。出院后由专人负责随访，定期复查
备注	上述检查尽可能提前，减少住院日。疑难、少见病例每周二上午中心主任查房前准备所有材料。每周四上午三级医师查房

入院问诊、查体、治疗计划要点

问诊

1. 高血压病史

发病时间

血压波动情况（最高、最低、平均血压）

服用降压药种类、剂量、疗效

2. 继发性高血压排查

有无头痛、大汗、心悸、面色苍白、血压阵发性增高或降低

夜尿增多、周期性瘫痪、乏力等伴随症状

肾脏病史、尿化验结果

合用升压药（尤其注意激素、避孕药、甘草制剂、麻黄碱、减肥药、化疗药等药物）

女性患者的月经状况，妊娠时血压变化

体重变化情况

是否喜出汗

3. 诱发血压升高的因素

睡眠打鼾情况

1

肥胖

盐摄入多（饮食咸）

高血压家族史：爷爷、奶奶、外公、外婆、父母及其兄弟姐妹、患者兄弟姐妹，以及具体高血压发病年龄，是否有青年卒中的家族史

作息是否规律

职业及工作压力

4. 高血压并发症病史

心、脑、肾、大血管、眼底的高血压并发症

查体

四肢血压，卧立位血压。住院期间每天 8：00am 和 4：00pm 各测一次血压，建立血压测量表

注意听诊血管杂音（颈部、耳后、锁骨上窝、胸部、腹部、腰背部、四肢）

四肢血管搏动情况（桡动脉、足背动脉等）

体型、面色、四肢末梢温度、皮肤、面部及下肢水肿状况

第二性征、体型［体质指数（BMI），腹围］、发育情况

辅助检查

眼底检查

动态血压

无创动脉硬化监测（四肢血压）

普食卧位、立位血肾素-血管紧张素Ⅱ-醛固酮，必要时查确诊试验

血儿茶酚胺、皮质醇（8：00am、4：00pm、0：00am）

24 小时尿苯肾上腺素、去甲肾上腺素、醛固酮、游离皮质醇；24 小时尿钾；尿微量白蛋白；尿蛋白阳性者查 24 小时尿蛋白定量

双肾、肾上腺薄层 CT（2～3mm）、肾动脉 CTA

肾 γ 照相加卡托普利试验（高度怀疑肾动脉狭窄时）

主动脉 CT/磁共振（高度怀疑主动脉缩窄及夹层时）

睡眠呼吸监测

中心动脉压测定：尤其是 ABPM 提示单纯收缩期高血

压，需要除外假性高血压

基因检测：部分年轻患者（尤其小于 30 岁）住院期间检查未发现继发高血压的线索，建议行基因检测以筛查单基因病高血压

住院期间降压药方案

一级：不用药

二级：缓释维拉帕米 240mg qd

三级：缓释维拉帕米 240mg qd + 氨氯地平 5mg qd ~ bid 或硝苯地平控释片 30mg qd ~ bid

出院带药方案

出院诊断原发性高血压根据患者具体情况进行个体化治疗

怀疑原发性醛固酮增多症或已行盐水负荷试验/卡托普利试验：按"住院期间用药方案"带药

确诊原发性醛固酮增多症再次住院行分侧肾上腺静脉取血（AVS）：螺内酯 20mg tid 或 40mg bid

（钱海燕）

2

高血压患者的风险评估

对高血压患者进行危险因素、靶器官损害、伴随临床疾病和危险分层等风险评估，关系到患者治疗策略的制定和具体治疗方案的选择，在临床工作中至关重要。高血压风险评估流程见图 2-1（文末折页）。

血压水平

主要根据诊室血压水平来诊断高血压并进行血压分级（表 2-1）（参照 2010 年版的《中国高血压防治指南》）。

表 2-1　血压水平分类和定义

类别	收缩压（mmHg）		舒张压（mmHg）
正常血压	＜120	和	＜80
正常高值血压	120～139	和（或）	80～89
1 级高血压（轻度）	140～159	和（或）	90～99
2 级高血压（中度）	160～179	和（或）	100～109

类别	收缩压 （mmHg）		舒张压 （mmHg）
3 级高血压（重度）	≥180	和（或）	≥110
单纯收缩期高血压	≥140	和	<90

心血管危险因素

通过患者高血压病史、个人史、家族史等的问诊，体格检查和生化检查来进行患者心血管危险因素的判断：

高血压（1~3 级）

年龄：男性 >55 岁，女性 >65 岁

吸烟

糖耐量受损：2 小时血糖（7.8~11.0mmol/L）和（或）空腹血糖异常（6.1~6.9mmol/L）

血脂异常：TC≥5.7mmol/L（220mg/dl）或 LDL-C > 3.3mmol/L（130mg/dl）或 HDL-C < 1.0mmol/L（40mg/dl）

早发心血管病家族（一级亲属发病年龄：男性 <55 岁，女性 <65 岁）

腹型肥胖：腰围：男性 ≥90cm、女性 ≥85cm 或肥胖（BMI≥28kg/m²）

靶器官损害及相关临床情况

根据患者临床情况，对患者进行靶器官结构和功能评价，以早期发现靶器官损害及其进展情况，及时给予相应的干预治疗。

心脏

心电图检查：评价患者是否存在左心室肥厚（40%~60% 的高血压患者都合并有左心室肥厚）、心肌缺血、心

脏传导阻滞或心律失常

胸部 X 线检查：了解心脏轮廓、大动脉及肺循环情况

超声心动图：在诊断左心室肥厚方面优于心电图并可辅助诊断舒张性心力衰竭

心脏血管病变的判断：心脏磁共振血管造影（MRA）检查、计算机断层扫描血管造影（CTA）、心脏放射性核素显像、运动试验或冠状动脉造影等

血管

对血管的评估多应用血管超声检查

颈动脉内中膜厚度（IMT）和是否存在颈动脉粥样硬化斑块，可独立于血压水平预测心血管事件

脉搏波传导速度（PWV）增快，是心血管事件的独立预测因素，评价患者大动脉僵硬度

踝臂指数用于筛查外周动脉疾病，主动脉异常，评估心血管风险

肾脏

肾脏损害主要根据血肌酐水平升高、估算的肾小球滤过率（eGFR）降低或尿白蛋白排泄率（UAE）增加进行判断。

血肌酐水平升高：男性 115 ~ 133umol/L（1.3 ~ 1.5mg/dl），女性 107 ~ 124umol/L（1.2 ~ 1.4mg/dl）。

eGFR 是判断肾脏功能的简便且敏感的指标，eGFR 降低 [eGFR < 60ml/（min·1.73m^2）] 与心血管事件发生之间存在强相关性，采用 MDRD 公式、MDRD 改良公式或 CKD-EPI 计算。

微量白蛋白尿已被证实是心血管事件的独立预测因素。高血压合并糖尿病的患者应定期检查尿白蛋白排出量，24 小时尿白蛋白排出量或晨起尿白蛋白/肌酐比值为最佳。

眼底

高血压眼底 3 级或 4 级为高血压视网膜病变，高血压患者出现视网膜病变的发生率为 5% ~ 15%。

视网膜动脉病变可反映小血管病变情况，按照 Keith-

Wagener 和 Backer 四级分类法进行常规眼底检查，高分辨率眼底成像系统有望成为检查眼底小血管病变的工具。

　Ⅰ级：视网膜动脉变细，反光增强

　Ⅱ级：动脉狭窄，动静脉交叉压迫

　Ⅲ级：眼底出血，棉絮状渗出

　Ⅳ级：视神经乳头水肿

脑

　　患者病史中有 TIA 发作，头颅 MRI、CT 发现缺血性卒中的软化灶或出血灶，提示患者有脑血管的靶器官损害，MRA、CTA 和经颅多普勒超声检查有助于诊断脑血管狭窄或闭塞、钙化和斑块病变。

高血压的危险分层

　　根据《中国高血压指南》（2010 年版）将高血压患者按照心血管风险水平分为低危、中危、高危和很高危 4 个层次（表 2-2）。

表 2-2　高血压患者心血管危险分层

其他危险因素和病史	血压水平		
	1 级高血压 SBP 140 ~ 159mmHg 或 DBP 90 ~ 99mmHg	2 级高血压 SBP 160 ~ 179mmHg 或 DBP 100 ~ 109mmHg	3 级高血压 SBP ≥ 180mmHg 或 DBP ≥ 110mmHg
0 个	低危	中危	高危
1 ~ 2 个其他危险因素	中危	中危	很高危
≥3 个其他危险因素或靶器官损害	高危	高危	很高危

续表

其他危险因素和病史	血压水平		
	1 级高血压 SBP 140 ~ 159mmHg 或 DBP 90 ~ 99mmHg	2 级高血压 SBP 160 ~ 179mmHg 或 DBP 100 ~ 109mmHg	3 级高血压 SBP≥ 180mmHg 或 DBP≥ 110mmHg
临床并发症或合并糖尿病	很高危	很高危	很高危

诊断格式：

高血压水平分级 +（危险分层），如：高血压 3 级（很高危）

（刘亚欣）

动态血压监测临床应用及结果解读

方 法

仪器及其质量控制

目前，临床上多采用间歇性、无创性、携带式动态血压监测仪（ambulatory blood pressure monitoring，ABPM），需根据英国高血压学会（BHS）制定的评价方案和美国医疗器械促进协会（AAMI）制定的标准对 ABPM 仪进行准确性评价。

操作方法

1. 时段设定

动态血压监测的频度应根据患者情况和监测目的而定。目前阜外医院常采用的白昼测压间隔时间为 20 分钟，夜间测压间隔时间为 30 分钟（阜外医院规定 6∶00～22∶00 为白昼，22∶00～6∶00 为夜间）。

2. 工作流程图（图 3-1）

注意事项

（1）选择仪器时，应注意：①使用经 BHS、AAMI 等机构验证的 ABPM 仪，并每年至少 1 次经计量局或与

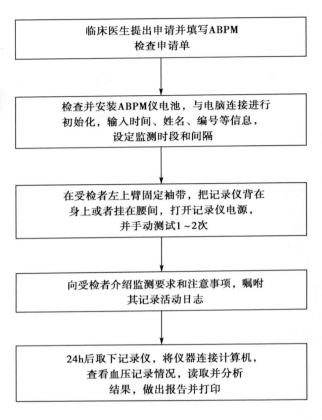

图 3-1　工作流程图

水银柱血压计进行读数校准；②袖带气囊的规格应适当：袖带内气囊应至少包裹 80% 上臂，大多数人的臂围 25～35cm，宜使用宽 13～15cm、长 30～35cm 规格的气囊袖带。肥胖者或臂围大者应使用大规格袖带，儿童用较小袖带。

（2）通常选择非优势手（一般为左侧）安装袖带进行监测，若两臂收缩压差≥10mmHg，则选用血压较高侧监测。袖带固定要适宜，袖带下缘应位于肘窝上 2.5cm 处，应与上臂紧贴，不得过松或过紧。气囊中央或传感器应准确地固定在上肢动脉明显搏动处。

（3）受检者不能随意解开或移动袖带，袖带充气时应取坐位或上臂垂直不动。为避免上臂位置变化或被躯干压迫影响读数的正确性，可在入睡时将 ABPM 仪置于身体一侧。

（4）血压变化与日常活动有关，故要求患者详细记录生活日志。

（5）若检查目的是诊断是否存在高血压，检查前应停服降压药；若检查目的是为了观察药物疗效，应照常服药。

（6）监测者应接受专业培训，并在监测开始前对患者解说相关知识和注意事项（包括仪器如何工作、测压频度、重复测量情况；充气测量期手臂要保持稳定，并与心脏同一水平，而测量间隔可从事正常活动；夜间保持监测仪正常工作等）。

（7）部分数据可信度较差，分析时应该舍弃。有效血压读数次数应该达到监测次数的 80% 以上，每个小时至少有 1 次血压读数，否则结果可靠性与重复性较差。

参数及结果解读

平均血压

ABPM 可以提供 24 小时内单次测得的收缩压（SBP）、舒张压（DBP）值；每小时 SBP、DBP 平均值；24 小时、白昼、夜间 SBP/DBP 的平均值。

大多数人白昼血压均值 > 24 小时血压均值 > 夜间血压均值；动态血压测量值一般低于诊室血压；人群中诊室血压 140/90mmHg 相当于 24 小时平均血压 130/80mmHg。

24 小时、白昼、夜间 SBP/DBP 的平均值反映不同时段血压的总体水平，是目前采用 24 小时动态血压诊断高血压的主要依据，但各国所用标准不尽相同。目前临床常采用《中国高血压防治指南（2010 修订版）》推荐的正常值标准见表 3-1。

对于心血管危险因素多以及同时存在其他疾病如糖尿病的患者，需要严格控制血压水平。

表 3-1 动态血压的正常值

24 小时	< 130/80mmHg
白昼（6：00～22：00）	< 135/85mmHg
夜间（22：00～6：00）	< 120/70mmHg

血压负荷

血压负荷（blood pressure load）指 24 小时内收缩压或舒张压的读数大于正常范围的次数占总测量次数的百分比。目前多以有效测压的白昼平均值 > 140/90mmHg，夜间平均值 > 120/80mmHg 的百分率作为血压负荷值。

血压负荷的正常值国内外尚无统一标准（与指标的定义有直接关系，如白昼和夜间的时间设定不同）。国内外多数学者认为正常人 24 小时血压负荷以 10%～20% 为正常。目前有学者认为，血压负荷≥50% 可作为高血压诊断的一项指标，我院将该部分人群描述为血压负荷增加。

血压变异性

血压变异性又称血压波动性（BPV），即个体在单位时间内血压波动的程度，通常以动态血压均值的标准差来反映血压变异的幅度。血压变异性独立于平均血压水平，与高血压患者靶器官损害程度明显相关，血压波动大的患者，其靶器官损害的发生率与严重程度均明显升高。

结合临床经验和既往研究提示的有预后价值的诊断阈值，目前我院临床实践中多以全天 SBP 变异超过 20mmHg，DBP 变异超过 17mmHg 作为判断血压波动较大的依据。

血压昼夜节律

血压昼夜变化规律大多呈双峰一谷的长柄勺形，即清晨醒后，血压逐渐升高，在早上 6：00～8：00 左右出现第 1 个高峰，此后血压趋于平稳，下午 16：00～18：00 左右出现第 2 个高峰，夜间进入睡眠后，血压逐渐下降，夜间 2：00～3：00 降至最低。部分表现为双峰双谷，即在 12：00～14：00 出现午间谷，可能与睡眠习惯有关。血压昼夜节律变化对适应机体的活动，保护心脑血管正常结构与功能起着重要作用。判断血压昼夜节律可以用夜间血压下降率：

$$夜间血压下降率 = \frac{白天血压均值 - 夜间血压均值}{白天血压均值} \times 100\%$$

国内有学者将 24 小时动态血压波动曲线分为以下几种类型：

（1）勺型（正常）：夜间血压下降率在 10% ~ 20% 之间；

（2）非勺型：夜间血压下降率在 0 ~ 10% 之间；

（3）超勺型：夜间血压下降率≥20%；

（4）反勺型：夜间血压不下降，反而升高。

清晨血压或"清晨高血压"

人体由睡眠状态转为清醒状态并开始活动，血压从相对较低水平迅速升高至较高水平，甚至达到一天内最高水平，这种现象即为"血压晨峰"或"清晨血压"。

我国《清晨血压临床管理的中国专家指导建议》（以下简称《建议》）于 2014 年正式发布，《建议》明确提出，清晨血压是指清晨醒后 1 小时内、服药前、早餐前的家庭血压测量结果，或动态血压记录的起床后 2 小时或早晨 6:00 ~ 10:00 间血压。

一般来说，ABPM 中判断清晨高血压的标准：早晨 6:00 ~ 10:00 间 ABPM 的血压测量平均值≥135/85mmHg。当清晨时段的诊室血压≥140/90mmHg 或家庭自测血压和动态血压≥135/85mmHg 时，诊断为清晨高血压。过高的清晨血压是心血管疾病的危险因素，并且独立于 24 小时平均血压水平（图 3-2）。

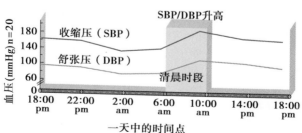

图 3-2 清晨高血压

应用价值及临床意义

ABPM 在临床诊断中的应用

（1）ABPM 可获得信息量较大，反映的是在日常生活环境中一天的血压全貌，获得的信息远比诊室偶测血压值多，不仅可以提供白昼、夜间及 24 小时血压平均值，用于准确诊断高血压，还能揭示受检者 24 小时血压谱变化，如可观察清晨高血压、夜间血压升高，血压变异和昼夜节律异常，以及精神、体力活动因素对血压的影响等；

（2）可应用于诊断"白大衣高血压"、隐蔽性高血压、阵发性高血压（如嗜铬细胞瘤）、顽固性高血压、妊娠高血压、夜间高血压、直立性低血压、药物治疗过度引起的低血压等。

ABPM 在高血压治疗中的应用

高血压治疗的理想效果是 24 小时平稳控制血压。ABPM 有助于了解药物是否 24 小时有效，以及有效降压的时限、强度、是否治疗过度或治疗不足等，同时避免夜间睡眠中过度的血压下降。

（1）评价降压药物疗效

谷/峰比值：降压谷/峰比值（TPR 或 T/P）是指降压药物前一作用终末、下一剂量使用前的血压降低值（谷效应）与药物使用期间的血压最大下降值（峰效应）的比值。美国 FDA 标准将 TPR > 50% 作为降压药临床应用的重要条件之一。

平滑指数：是指应用降压药物后每小时的降压幅度的平均值与每小时降压幅度的标准差的比值。

（2）ABPM 有助于选择药物种类、剂型（短、长效）、剂量和给药时间。

ABPM 在预后评价中的应用

（1）24 小时 ABPM 的平均血压水平与靶器官损害的相关性比诊室血压的相关性更好；

（2）有些患者有靶器官损害但诊室血压正常，ABPM

检查的结果可发现高血压的存在（逆白大衣现象）；

（3）有研究认为 24 小时血压变异幅度越大，靶器官损害越大；

（4）据研究，高血压患者昼夜节律消失者，更易发生心、脑、肾的并发症。

ABPM 在医学研究中的应用

ABPM 为降压新药和非药物降压措施的效果评价提供了有效手段。与诊室血压比较，动态血压的测量值不受安慰剂的影响，为消除安慰剂效应提供了方法。同时相比诊室血压提供了更多有效信息，准确性和可重复性更好。

优势与禁忌证

ABPM 的优势

（1）ABPM 可使患者生活在完全熟悉的环境中，避免诊室单次测量血压的偶然性，更接近受检者血压真实情况。

（2）ABPM 获得信息量更大，且全面、详细，可重复性好，受安慰剂影响小，无"白大衣效应"，为临床高血压的判断提供了可靠的依据。

（3）ABPM 能客观地反映 24 小时血压波动情况，从而更好地评价血压昼夜节律和升高程度，对合理控制夜间高血压、清晨高血压、保护靶器官和预防心血管疾病至关重要。

（4）ABPM 可正确评价药物疗效，根据血压高峰、低谷的发生时间，选择作用时间长短不一的降压药物，做到个体化用药，更有效地控制血压，减少药物的不良反应。

（5）动态血压对判断预后有重要意义。

ABPM 的禁忌证

一般来说，ABPM 并没有绝对禁忌证。但是由于血压本身的变异性可能影响患者情绪，使其血压升高、形成恶性循环，不建议对下列患者行 ABPM：

（1）需要保持安静休息的患者，如心肌梗死急性期，不稳定型心绞痛患者，以及体弱多病的高龄患者等；

（2）有血液系统疾病，严重皮肤疾病，血管疾病，传染病急性期和发热患者等；

（3）严重心律失常，如房颤患者等；

（4）精神焦虑或紊乱等患者；

（5）对于夜班工作人员，描述时要注意等。

（黄建凤）

4

四肢血压测量及其报告解读

主要参数以及适应证

主要评估参数

可同时检测 ABI（踝臂指数）与 baPWV（踝肱脉搏波传导速度）两项参数，通过选配件可以检测 cfPWV（颈股动脉脉搏波传导速度）。其中通过 ABI 可判断有无下肢动脉的狭窄（阻塞），通过 PWV 可以了解血管的僵硬度和弹性。

1. ABI（踝臂指数）

（1）ABI 的概念及临床意义：是判断由动脉粥样硬化引起的下肢动脉狭窄、阻塞的指标。通过同步测量四肢血压，再用脚踝收缩压除以同侧上臂收缩压，得出结果。此外，通过观察左右上臂血压差，可以检测出大动脉炎和锁骨下动脉狭窄等上肢动脉的异常情况。

（2）ABI 的判定标准：ABI 作为诊断阻塞性动脉硬化症（ASO）的指标被普遍使用，其判断标准是由 AHA（美国心脏学会）1993 年制定的。

$0.9 \leqslant ABI \leqslant 1.3$	正常
$ABI < 0.9$	动脉阻塞可能
$ABI < 0.8$	轻度动脉狭窄
$0.5 \sim 0.8$	中度动脉狭窄
$ABI < 0.5$	重度动脉狭窄
$ABI > 1.4$	血管钙化

当两侧 ABI 均低且几乎相等时，要考虑降主动脉狭窄；两侧下肢动脉同时狭窄也会导致双侧 ABI 均降低，但一般不会相等或很接近。

对静息 ABI 值处于临界点并伴有间歇性跛行的患者，可做运动负荷试验，以便进一步确诊。

2. 脉搏波传导速度（PWV）

（1）PWV 的概念及临床意义：PWV 是判断与心脑血管疾病有密切关系的动脉壁硬化程度的指标。运用"当动脉硬化时由心脏输出的血液产生的波动（脉搏波）的传导速度会加快"这一原理，测量 2 次心跳之间的波动（脉搏波）传导速度，判断血管的弹性程度。PWV 可作为动脉粥样硬化或冠心病风险因子的评估指标。动脉 PWV 是心脑血管疾病的最佳预测指标之一。外周动脉硬化的进展有先于冠状动脉硬化的倾向，所以动脉 PWV 对所有死因和心血管疾病的死亡是非常有意义的独立预测因素。

（2）检测方法：采用震荡法，使用线性膨胀技术，应用双重袖带，更准确的检出四肢的脉搏波形。只需输入身高、体重参数，无须人工测量，即可测出上臂至脚踝间的脉搏波传导速度（baPWV），简化了以往的复杂操作，准确率显著提高。

血管病变早期检测适用范围

（1）年满 14 周岁。

（2）已被诊断为高血压（包括临界高血压），高脂血症，糖尿病（包括空腹血糖升高和糖耐量降低）或具有肥胖，长期吸烟，高脂饮食，缺乏运动等心脑血管疾病高危因素者。

（3）心血管疾病家族史者。

（4）长期头晕等不适症状，尚未明确诊断者。

（5）有活动后或静息状态下胸闷，心悸等心前区不适症状，尚未明确诊断者。

（6）冠心病，不稳定型心绞痛或心肌梗死（急性或陈旧性）诊断明确者。

血管病变检测的临床价值

（1）动脉硬化的早期诊断。

（2）心脑血管疾病的预后判断。

（3）心血管疾病患者介入治疗、用药后的康复、疗效评估。

（4）心血管药物疗效的评估。

（5）指导新药的研制开发。

报告项目详解

见图4-1（文末折页）。图中：

①这里显示的是在患者信息输入画面中输入的患者信息。

②心率：显示心率测量值。

③ECG：ECG波形图。

④心音图（PCG）：PCG波形图。但是如果"用户设定"界面上的"Meas. PCG"（测量PCG）被关闭的话，就不打印该结果。

⑤PVR波形：显示测量所获得的脉搏波。因为这些波形的波幅是根据血压测量值校准的，所以波幅可能与屏幕上所显示的不一样。

⑥%MAP：波形面积的平均高度除以脉搏的振幅。该值是脉搏波形指数之一，它是从血压值计算来的。它以百分数形式表示P2和P1之比（计算公式见图4-2）。

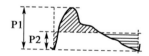

$$\%MAP = \frac{P2}{P1} \times 100(\%)$$

P1：脉搏波波幅 P2：面积平均高度（▨和▤面积相等）

图4-2 %MAP计算公式

⑦UT（上升时间）：脉搏波上升时间。波形的舒张期到收缩期的时间。

⑧血压：显示左右上臂和左右脚踝的血压。

⑨PWV：这里是baPWV数值。

⑩ABI值：显示左右ABI数值。

⑪脉搏变化图：图4-3显示从每条箍带上获得的脉搏变化。

⑫观察评论：给出基于测量结果的观察评论。

4

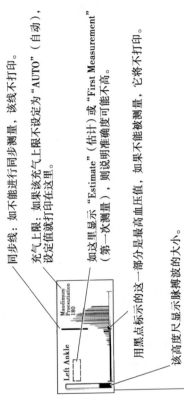

同步线：如不能进行同步测量，该线不打印。

充气上限：如果该充气上限不设定为"AUTO"（自动），设定值就打印在这里。

如这里显示"Estimate"（估计）或"First Measurement"（第一次测量），则说明准确度可能不高。

用黑点标示的这一部分是最高血压值，如果不能被测量，它将打印。

该高度尺显示脉搏波的大小。

界线：如果怀疑上臂或胸踝收缩压异常，该界线就以粗线条打印出来，以引起注意。

图 4-3　脉搏变化图

⑬ 评论/测量需改进处：这里打印测量期间检测出来的差错，以及因为差错没有输出而需要检查之处。

⑭ 心脏功能的简单评估：显示一份简单的心脏评估图。

⑮ 图形打印 1。

⑯ 图形打印 2。

在"用户设定（user setting）"画面中，"Graph Print 1"（图形打印 1）和"Graph Print 2"（图形打印 2）设定显示在图形打印件 1 和 2 中的图形类型。

解读报告八大步骤

1. 根据脉搏变化图确认操作是否正确，见图 **4-4**，（文末折页）上画圈部分

2. 查看心电图、心音图及四肢脉搏波形图（图 4-5）是否有异常

只有心脏功能正常的情况，才能得出准确的检测结果，故需根据 ECG 和 PCG 排除心脏功能异常的情况。

明显的心律不齐情况，使得血压的正确性受影响。

由 PCG 可判定是否存在心脏左心室瓣膜病变。

ECG（图 4-6）

排除心律不齐：P、Q、R、S、T 波明显，R-R 变动也在 25% 以内。

当 R-R 变动在 25% 内时，Q 波位置将显示一条虚线。

PCG（图 4-7）

如未见心杂音，PCG 的第二心音位置将显示一条虚线。

PVR（图 4-8）

确认波形：正确测量时，机器会判断数值并画下切线。确认波形切线点位置的正确性，检查切点的适当性。ATTN：切线在起升点且整个波形最高点处呈现一个高耸锐利的波形。

得出准确结果的前提：脉搏波图形上有三组以上切线。不能得出准确结果的情况（图 4-9）。

4

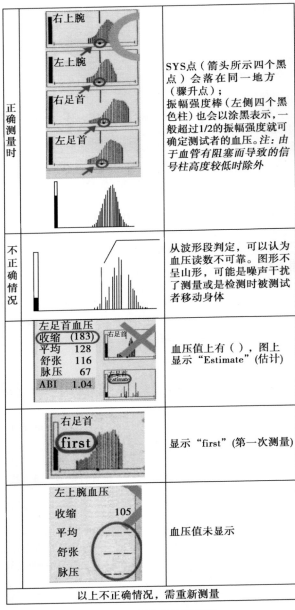

正确测量时		SYS点（箭头所示四个黑点）会落在同一地方（骤升点）；振幅强度棒（左侧四个黑色柱）也会以涂黑表示，一般超过1/2的振幅强度就可确定测试者的血压。注：由于血管有阻塞而导致的信号柱高度较低时除外
不正确情况		从波形段判定，可以认为血压读数不可靠。图形不呈山形，可能是噪声干扰了测量或是检测时被测试者移动身体
	左足首血压 收缩 (183) 平均 128 舒张 116 脉压 67 ABI 1.04	血压值上有（），图上显示"Estimate"（估计）
	右足首 **first**	显示"first"（第一次测量）
	左上腕血压 收缩 105 平均 --- 舒张 --- 脉压 ---	血压值未显示
以上不正确情况，需重新测量		

图4-5 脉搏变化图判断

4

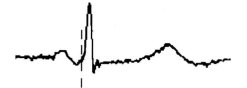

图 4-6 ECG

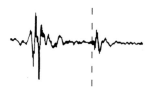

图 4-7 PCG

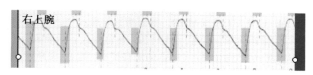

图 4-8 PVR

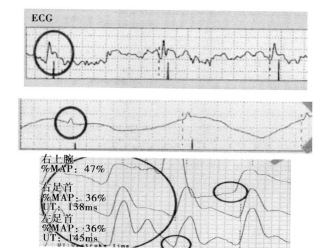

图 4-9 PVR 不准确情况

3. 观察波形，得出相关信息（图 4-10）

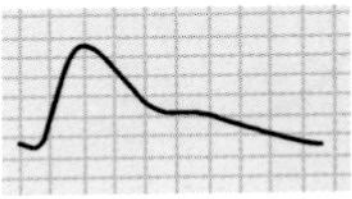	正常
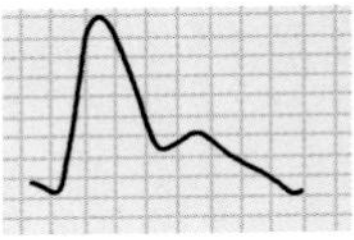	尖锐波，可能动脉硬化，PWV 值偏高
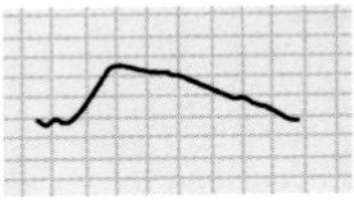	三角波，可能血管阻塞，ABI 值偏低

图 4-10　观察波形

4. 查看 UT 及 %MAP，得出相关信息

如果有狭窄、阻塞，UT 延长、数值变大。标准值：正常人 180ms 以内（图 4-11）。如果有狭窄、阻塞，%MAP 的数值变大。标准值：正常人 45% 以内（图 4-12）。

5. 查看血压是否异常

从图 4-13 可见，上臂的左右收缩压差异有 38mmHg。当差异超过 15mmHg 时，这表示左臂可能有阻塞的病变。此时，ABI 值仅供参考。

6. 查看 PWV 值

检测结果：见报告 1（图 4-14）

PWV 结果评估见报告 2（图 4-15，文末折页）：①相对标准评估结果：以受试者同年龄同性别的健康人群 PWV 值为标准，相比较的结果，显示的是受试者血管弹性与正常人相比的结果。②绝对标准评估结果：1400cm/s、1700cm/s、2000cm/s 三个标准值来衡量，评价受试者 PWV 检测值位于整个血管老化过程的哪个阶段（图 4-16）。

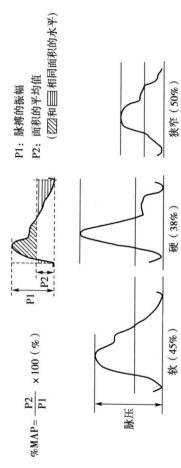

图 4-11　查看 %MAP

4

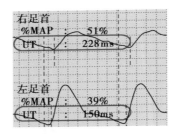

图 4-12　查看 UT

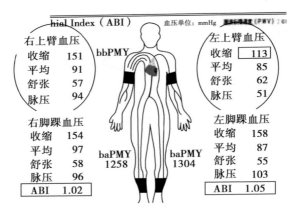

图 4-13　查看血压是否正常

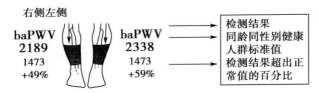

图 4-14　PWV 报告 1

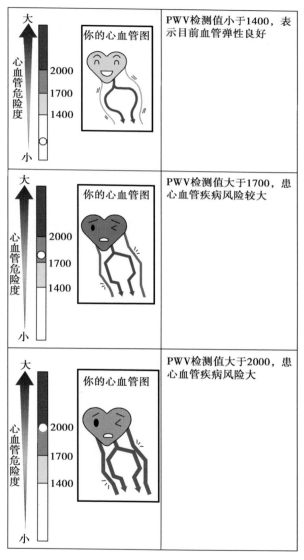

图 4-16 PWV 检测值评估

7. 查看 ABI 值（图 4-17）

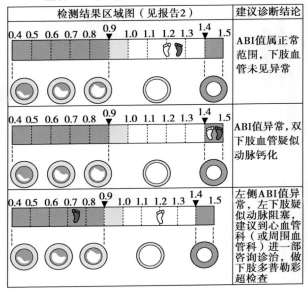

图 4-17 查看 ABI 值

8. 查看趾-肱指数（TBI 值）（安装 TBI 选配件后可检测）

大部分糖尿病患者及肾功能不全患者，常有血管钙化发生，此时下肢血压检测值受血管钙化影响，最终影响 ABI 检测，最好同时检测 TBI。检测结果分析如下：

TBI≥0.7	正常
TBI<0.7	异常
足趾收缩压（TP）≥40mmHg	有自愈的可能性
足趾收缩压（TP）≤30mmHg	重症（需外科治疗）

（钱海燕）

5

中心动脉压测定及其
报告解读

主要参数、 操作与适应证

主要参数意义与计算方式

（1）中心动脉压（CAP，单位 mmHg）：指升主脉根部的血压，包括中心动脉收缩压（SAP）和中心动脉舒张压（DAP）。

（2）中心脉压（CPP，单位 mmHg）：指中心动脉收缩压与舒张压差值。

（3）中心动脉增益压（AP，单位 mmHg）：指同一个心动周期中，返回心脏的反射波加在前向压力波上的压力提升大小，代表了由于血管顺应性变化，反射波提前在收缩期回到心脏，左心室必须克服的压力增加的大小数值。增益压是第一个波峰/弧度（T1）和第二个波峰/弧度（T2）之间的血压差异，计算方式为：$AP = P2 - P1$。

（4）增益指数或心脏负荷指数（AI 或 AIx，单位%）：指由于反射波提前回归心脏导致的脉搏波高度增加或减少的幅度。计算方式为 AP/CPP，即脉搏波的高度增加值除以中心脉压。如果反射波峰大于主波峰。增益指数 AI（AP/PP）为正相关；如果反射波峰小于主波峰，增益指数 AI（AP/PP）为反相关。

中心动脉压参数的临床意义

1. 无创中心动脉压（CAP）

敏感性强：无创中心动脉血压反映机体血压变化情况的敏感性强于外周动脉血压，比外周血压在心血管事件中起更重要的作用；

受脉搏波影响：CAP 不仅受心输出量和外周阻力影响，还受到反映血管僵硬度的脉搏波传导速度（PWV）、反射点位置、反射波幅度和心率的影响；

诊断高血压：外周收缩压与中心动脉收缩压比较有明显的放大现象，测量中心动脉压非常重要，尤其是在诊断青少年高血压的时候；

反映人体疾病：中心动脉压与心、脑、肾疾病密切关联，在患有明显血管疾病的人中中心动脉血压显著增高；

指导临床用药：通过测量治疗前后的 CAP，可以评价降压药物的疗效，优化抗高血压治疗方案（比如著名的CAFE 试验）。

2. 中心动脉脉压（CPP）

反映左心室功能：CPP 直接影响左心室后负荷和冠脉灌注，是反映左心室功能的敏感指标；

预测心血管事件：CPP 可以作为心血管事件及肾脏事件的独立预测因素，是临床终点的决定因素，比传统的外周动脉压如肱动脉压能更好地预测心血管事件。CPP 增大与左室收缩末压增大、左室代谢需求增加、主动脉直径扩大（尤其是疾病状态下）相关，如果 CPP > 50mmHg，那么患者发生心血管事件的概率在 21% 以上，是正常人的 2 倍多；

预测肾脏事件：CPP 可以作为肾脏事件的独立预测因子，研究表明，CPP 增大与终末期肾病（ESRD）患者死亡率升高相关。

3. 中心动脉增益压（AP）

反映心脏后负荷增量：AP 值的增大说明心脏后负荷的增加，而如果 AP 值超出正常范围则表示心脏每跳动一次，要多克服的后负荷。其与心脏后负荷增加，左心室代偿性肥大有直接的关联。

4. 增益指数或心脏负荷指数（AI 或 AIx，单位 %）

反映动脉僵硬度：AIx 值增大意味着外周压力波反射增加或者是由于动脉僵硬度增加；

预测 ESRD 患者死亡率：AIx 能独立预测 ESRD 患者的总死亡率及心血管死亡率；

反映 ESRD 患者的冠脉狭窄程度及预测心血管事件：Weber、Covic 等的横断面研究分别证实 AIx 与年龄 <60 岁人群、ESRD 患者的冠脉造影结果及狭窄程度相关；Ueda 等发现 AIx 与冠脉支架植入术后近期及远期心血管事件、再狭窄独立相关；

反映冠心病危险因素：AIx 增高与正常血压及高血压成人的左室质量增大、无症状人群的心肺顺应性降低、外周动脉疾病患者的行走距离缩短、无症状人群的 C 反应蛋白高水平等多项冠心病危险因素相关；

测量方法

将张力计放在桡动脉上，并通过标准袖带血压进行校准。用于需要获取升主动脉血压的相关信息，但通过心导管或者其他有创监测风险很高的患者。见图 5-1。

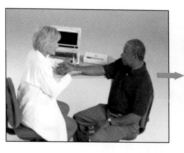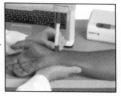

图 5-1　测量方法

适用范围

仅用于成年患者。

测定中心动脉压评估模块（PWA）禁忌证。

张力计不适用于瘘管患侧手臂。

本系统不适用于有全身性或局部性动脉血管痉挛的患者，如低温心肺旁路手术后立即可见的动脉痉挛，或者伴随雷诺现象或强冷后出现的动脉痉挛。

不适用于主动脉瓣狭窄的患者（跨瓣压差 >60mmHg）。

报告格式与具体参数详解

见图 5-2（文末折页）。

（1）病人数据（姓名、ID、性别、年龄）

（2）检测数据（检测时间、BMI）

（3）肱动脉血压相关数据（收缩压、舒张压、脉压、平均压）

（4）中心动脉压相关数据（收缩压、舒张压、脉压、心率）

（5）操作指数（operator index）（平均脉搏波高度、收缩压变化量、脉搏高度变化量、波形变化量，≥80 可接受，75～79 被认为是在边缘线，≤74 被认为是不可接受）

（6）中心动脉收缩压（例如 110mmHg，临界值为 110～123mmHg）

（7）中心动脉脉压（例如 29mmHg，临界值为 25～43mmHg）

（8）中心动脉增益压（例如 5mmHg，临界值为 0～12mmHg）

（9）增益指数或心脏负荷指数（例如 18%，临界值为 7%～30%）

（10）增益指数或心脏负荷指数相对于心率 75 的数值（例如 14%，临界值 2%～25%）

解读报告步骤

1. 查看质量控制参数确定报告是否可取

PWA 模块

操作指数（operator index）≥80 可接受，75～79 被认为是在边缘线，≤74 被认为是不可接受。若不可取，需要重新测量。如果不达标，具体数值会变红色，自动提示（图 5-3）。

2. 根据 PWA 模块的临床参数进行临床判断（图5-4，文末折页）

（1）心率：结合中心动脉压数值，若心率过高导

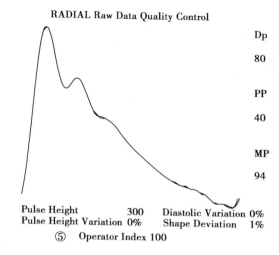

RADIAL Raw Data Quality Control

Dp	80
PP	40
MP	94

| Pulse Height | 300 | Diastolic Variation | 0% |
| Pulse Height Variation | 0% | Shape Deviation | 1% |

⑤　Operator Index 100

图 5-3　PWA 模块

致单纯性收缩期血压升高，而其他参数 AP 值与 AI_x 值正常，则需要使用降低心率药物 β 受体阻滞剂类药物。

（2）中心动脉收缩压：若中心动脉收缩压升高，提示升主动脉血管侧压力升高，超过该年龄段正常范围则需要用药。根据不同的药物组合降压效果（表 5-1），来确定最佳用药与不同的降压药剂量。中心动脉压反映真实血压，能够指导精准用药。

**表 5-1　不同降压药物对中心
动脉压的影响**（供参考）

类型	药物	剂量（mg）	降低肱动脉收缩压（mmHg）	降低中心动脉收缩压（mmHg）
ACEI	培哚普利	8	−8.3	−13*
CCB	氨氯地平	10	−17.7	−20*
利尿剂	氢氯噻嗪	50	−15.2	−15

续表

类型	药物	剂量（mg）	降低肱动脉收缩压（mmHg）	降低中心动脉收缩压（mmHg）
β受体阻滞剂	奈必洛尔	5	−21.0	−20
ARB	氯沙坦	50	−11.0	−21[*]

[*] 降低中心动脉收缩压 ＞降低肱动脉收缩压

（3）中心动脉脉压：若高于该年龄段正常范围则需要控制心血管风险；若高于50mmHg，提示心血管风险高于正常人两倍。

（4）主动脉增益压：若高于该年龄段正常范围：需要用药物降低血管硬度，并降低中心动脉收缩压（表5-2，表5-3）。

表5-2　不同年龄段主动脉增益压参考值

年龄段（岁）	AP理想值（mmHg）	AP低范围（mmHg）	AP中范围（mmHg）	AP高范围（mmHg）
20 ~ 30	＜ − 3	− 3	− 3 ~ 2	＞2
30 ~ 40	− 3	− 3 ~ 2	2 ~ 7	＞7
40 ~ 50	＜2	2 ~ 7	7 ~ 12	＞12
50 ~ 60	＜7	7 ~ 12	12 ~ 17	＞17
60 ~ 70	＜12	12 ~ 17	17 ~ 22	＞22
＞70	＜17	17 ~ 22	22 ~ 27	＞27
	不需要采取进一步措施	更多方式来控制其他影响因素（如胆固醇，运动）	需要1种药物治疗和监测（每年检查1次）	需要加强（2种或更多）的药物治疗及监测（每6个月检查1次）

表 5-3 不同降压药物对 AP 的影响（供参考）

类型	药物	剂量（mg）	降低 AP（mmHg）
ACE	培哚普利	8	− 5
CCB	氨氯地平	10	− 8
利尿剂	氢氯噻嗪	50	− 6
β 受体阻滞剂	奈必洛尔	5	− 2.5
ARB	氯沙坦	50	− 4

（5）AIx（增益指数或心脏负荷指数）：若高于该年龄段正常范围，心脏负荷增大，动脉硬化程度较大（表5-4，表5-5）。

表 5-4 不同年龄段增益指数参考值

年龄段（岁）	AIx 理想值（mmHg）	AIx 低范围（mmHg）	AIx 中范围（mmHg）	AIx 高范围（mmHg）
20 ~ 30	< 0	0 ~ 5	5 ~ 10	> 10
30 ~ 40	< 5	5 ~ 10	10 ~ 15	> 15
40 ~ 50	< 10	10 ~ 15	15 ~ 20	> 20
50 ~ 60	< 15	15 ~ 20	20 ~ 25	> 25
60 ~ 70	< 20	20 ~ 25	25 ~ 30	> 30
> 70	< 25	25 ~ 30	30 ~ 35	> 35
	不需要采取进一步行动	更多的方式来控制其他影响因素（如胆固醇，运动）	需要1个药物治疗和监测（每年检查1次）	需要加强（2种或更多）的药物治疗及监测（每6个月检查1次）

表 5-5 不同降压药物对 AIx 的影响（仅供参考）

类型	药物	剂量（mg）	降低 AIx
ACEI	培哚普利	8	−3.3%
CCB	氨氯地平	10	−5.3%
利尿剂	氢氯噻嗪	50	−4.5%
β受体阻滞剂	奈必洛尔	5	−7.4%
ARB	氯沙坦	50	−6.0%

（钱海燕）

6

血管内皮功能检测

血管内皮细胞功能及功能障碍

动脉血管管壁由外膜、中膜和内膜三层组成。内膜也称血管内皮，由血管内表面的一层扁平的细胞（血管内皮细胞）组成，是直接接触血液循环的血管内壁。血管内皮系统是人体重要的功能器官，是由一层覆盖在全身血管腔内的单层细胞构成，不仅具有分隔血液与间质组织的屏障功能，同时表达和分泌多种生物活性物质来调节血管张力、细胞黏附、血栓与纤溶的平衡、平滑肌细胞增殖以及血管壁的炎症反应、氧化应激等，是维护心血管系统稳态的天然屏障，在心脑血管疾病的发生发展过程中发挥着重要作用。

1. 血管内皮细胞的功能

内皮细胞不仅仅是位于血液与血管组织间的一层半透明的屏障结构，而且还是体内最大的分泌器官，能通过膜受体途径，感知血流动力学变化，并在接受物理和化学刺激后通过分泌一系列重要的生物活性物质参与调节血管功能。内皮细胞的主要生理功能包括：①分泌一氧化氮（NO）、前列环素（PGI_2）、内皮衍生超极化因子（ED-HF）、内皮素（ET）和血栓素 A_2（TXA_2）等多种血管活性物质，调节血管的舒张和收缩反应。②分泌 PGI_2、von Willebrand 因子（vWF）、尿激酶型纤溶酶原激活剂（u-PA）和组织型纤溶酶原激活剂（t-PA）以及 t-PA 和 u-PA 的抑制剂（PAI），维持凝血和纤溶系统之间的动态平衡。③分泌促血管平滑肌细胞（VSMC）增殖物质 ET 和抑制 VSMC 增殖的物质（PGI_2 和 NO），维持血管的增殖平衡。④分泌 VCAM-1、ICAM-1 和 E 选择素等黏附分子表达，促进血细胞与内皮细胞的黏附，调节炎症反应。因此，内皮细胞功能的完整性对于心血管系统正常稳态的维持有着重要的意义。

2. 血管内皮功能障碍及其产生机制

正常的血管内皮可以通过正确感知并响应血管内的状况，发挥收缩或舒张血管，促进或抑制平滑肌细胞的增殖，凝血或抗凝血，促进或抑制炎症，氧化或抗氧化等作用并使之保持平衡来调节和维持血管的紧张度和血管的结构。高血压、高脂血症、糖尿病等疾病，肥胖、缺乏运动、吸烟、食盐过量、闭经等常见的心血管危险因素都可以打破这些平衡，妨碍血管内皮细胞的正常功能，从而导致一氧化氮（NO）产生减少，引起血管收缩、炎症反应及血栓形成等机能性变化，统称血管内皮功能障碍。

引起血管内皮功能障碍的机制，最主要的就是活性氧的产生增加，导致 NO 捕获。活性氧与 NO 有非常高的结合亲和力，可以使 NO 失活。并且，活性氧和 NO 结合后会变换成具有很强的细胞毒性的过氧化亚硝酸盐，直接损伤血管内皮细胞，并引起在血管内皮细胞及血管平滑肌细胞的 NO 的生物学活性降低。氧化应激状态导致的 NO 产生降低和 NO 的灭活引起血管内皮功能障碍，而血管内皮功能障碍则加重动脉硬化的进展并形成恶性循环。氧化应激状态可引起血管内皮功能障碍，同时诱导对氧化还原敏感的血管平滑肌的增殖，肥大及细胞凋亡，并引起血管壁肥厚及重塑。近年的研究表明，血管内皮损伤是动脉粥样硬化性疾病的共同通路和关键环节。心血管危险因素，如吸烟、高血压、血糖血脂异常、高尿酸、高同型半胱氨酸等，均通过损伤血管内皮细胞，导致血管内皮功能异常或结构完整性受损，促进动脉粥样硬化的发生发展，从而发生心脑血管疾病和事件。

血管内皮细胞功能障碍是动脉粥样硬化发生发展的第一步。内皮细胞损伤首先表现为两个功能的调整：①通透性：脂蛋白的转胞吞水平的提高；②细胞合成活动：细胞外基质和细胞因子的合成活动增强，进而促进脂蛋白在内皮下的聚集、氧化、修饰，单核细胞的黏附、聚集及泡沫细胞的形成。同时，内皮细胞功能障碍时，NO、PGI$_2$合成减少或生物活性降低，而内皮素合成增加。其中，NO可抑制单核细胞与内皮细胞的黏附，抑制平滑肌细胞的增生、迁移和细胞外基质的分泌，是动脉粥样硬化的主要抑制因子。内皮功能障碍还会引起凝血酶原活性降低，产生较多的促凝物质。持续或重复性暴露于心血管危险因素，最终会耗竭内皮细胞源性保护作用，促进动脉粥样硬化过程的形成和发展。

血管内皮功能的检测方法和意义

6

FMD 检查的原理和方法

（1）FMD 检查的原理

肱动脉血流介导的血管扩张功能（FWD）主要根据剪切力（Shear Stress）可以引起 NO 合成的增加。也就是说，对血管的驱血解除后会引起血流增大（缺血性反应性充血），会增加作用于血管内皮细胞的剪切力，内皮细胞响应剪切力的作用，在激活 NO 合成的同时，增加 NO 释放，而增加的 NO 作用于血管平滑肌导致血管的扩张。FMD 检查就是通过观察血管扩张前后的血管直径的变化来评价血管内皮功能的（图6-1）。

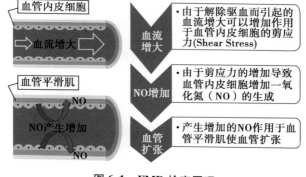

图6-1　FMD 检查原理

（2）检测方法

超声检测的原理为袖带阻断肱动脉或股动脉后，释放袖带气体而引起动脉内反应性血流增加，血流增加带来的切应力作用于血管壁，促使一氧化氮释放，导致血管内皮依赖性扩张。具体方法如下：

安静时检测：检测上臂血管直径，保持探头与动脉的平行十分重要。

五分钟驱血：事先检测血压，以收缩压 +50mmHg 的压力驱血，探头保持平行。

袖带开放后的检测：与安静时检测的相同点进行检测。驱血放开后约 45 ~ 60 秒后，观察最大扩张，并进行连续检测。

FMD（％）＝扩张幅度（最大扩张血管径 − 安静时血管径）/安静时血管径 × 100

仪器通过超声波回音法检测前臂动脉血管受到袖带压迫且袖带松弛后瞬间释放后血管的扩张情况，得到血管内径扩张率。目前国内学者采用普通超声的方法得到的 FMD 正常值为 10％ ~ 20％。FMD 越大，表示受检的动脉越富有弹性，是健康的血管。当血管内皮功能低下时，其扩张功能变差，可预警潜在心血管疾病的危险。FMD 值越小，受损程度越严重。图 6-2（见文末折页）为 FMD 检测结果样板。

（3）检测时注意事项

室温 23 ~ 26℃，光线暗、安静的房间；

检测前 10 分钟安静平躺；

中午前检测的情况下，饭后经过 8 ~ 12 小时以上（前日夜 9 时以后断食）方可检测；

下午检测的情况下，简单用餐后经过约 4 小时方可检测；

检测前 4 ~ 6 小时内，要避免运动、摄入咖啡因、高脂饮食、吸烟等；

在使用血管活性药物半衰期的 4 ~ 5 倍时间后（如可能）；

绝经前女性记录月经周期。

传统的 FMD 检测方法操作复杂、检测时间长、受人为因素影响很大，影响了检测的准确性和重复性。针对传统的内皮功能检测技术上的这些瓶颈（即局限性），日本名古屋 UNEX 公司设计开发了一种专门用于肱动脉 FMD

检测的超声仪器 UNEX-EF。UNEX-EF 配有专利设计的探头支架和多功能机械臂，避免了人工手持探头不能固定检测部位和不能连续监测的缺陷。该设备还采用 H 型高分辨率探头、自动定位、射频信号分析等先进技术，多位点实时显示动脉图像，自动捕捉出血管内径的实时变化，并连续监测袖带解压后 120 秒内的血流和血管内径的变化。自动化地连续监测，不仅减少了对操作者的依赖，而且除了能获得血管扩张程度即 FMD 结果外，还可以了解其他内皮功能有关指标，如到达血管最大扩张程度的时间。这种专门针对肱动脉 FMD 检测设备的出现，将大大加速肱动脉 FMD 走向大规模临床检测的步伐。

测量血管内皮功能的意义

（1）评价疾病相关危险因子；

（2）评价疾病对血管内皮功能的影响；

（3）评价治疗效果；

（4）评价药物的疗效；

（5）评价疾病的预后。

总之，无创的肱动脉内皮功能检测对人群心血管疾病的预防和风险管理意义重大。通过血管内皮功能检测，研究血管活性物质、心脑血管疾病危险因素与血管损害的关系，识别动脉粥样硬化性疾病及心脑血管事件的高危人群，评估相关治疗药物的疗效，为防治心脑血管疾病提供可靠的评价方法。早期发现血管内皮功能障碍，对动脉粥样硬化性疾病和心血管事件早期防治有重要意义。

（周宪梁）

7

高血压相关实验室检查

24 小时尿液检查

24 小时尿液检查注意事项见图 7-1。

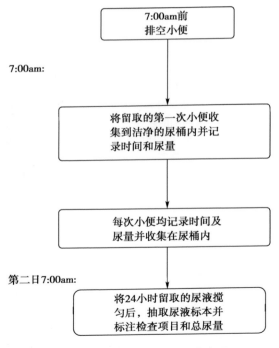

图 7-1 24 小时尿液检查注意事项

女性患者应该避开月经期。

24 小时尿钾、尿钠及尿蛋白定量不需要加 15% HCl，24 小时尿苄肾上腺素、去甲肾上腺素，24 小时尿醛固酮需要在第一次留尿后加入 15% HCl 15ml 防腐。若第一次小便尿量 < 200ml，需待留取第二次尿液时再加酸。

留取加酸尿应嘱患者防止化学性灼伤。

保证标本留取时间为完整的 24 小时，每次尿液均保留在尿桶内。

原发性醛固酮增多症相关检查

卧立位 RAAS 检测

1. 检测方法

自 3：00am 起嘱患者保持卧位，5：00am 保持卧位抽血测定基础血醛固酮、肾素、皮质醇。抽血后嘱患者连续保持立位两小时（可坐、站或走），7：00am 静坐 5 ~ 15 分钟后抽取立位肾素、醛固酮及血清皮质醇。若患者无法耐受立位应立即终止此项检查。卧位 2 小时期间应保持平卧位，不可抬高床头。立位 2 小时期间不可弯腰低头，切勿保持一个姿势时间过久，以免引起晕厥。

2. 注意事项

（1）尽量纠正低钾血症。

（2）不要限制钠盐摄入。

（3）停用明显影响 ARR 的药物至少 4 周：螺内酯、依普利酮、阿米洛利、氨苯蝶啶；排钾利尿剂；源于甘草的物质（如甜甘草糖、咀嚼烟草）。

（4）下列药物至少停用 2 周：β 受体阻滞剂、中枢 α_2 受体激动剂（如可乐定、α 甲基多巴）、NSAID；ACEI、ARB、肾素抑制剂、二氢吡啶类 CCB。

（5）如控制血压需要，可开始应用对 ARR 影响较小的药物（如维拉帕米缓释片、肼屈嗪、哌唑嗪、特拉唑嗪、多沙唑嗪）。

（6）口服避孕药、性激素替代治疗或服用含雌激素的药物可降低肾素浓度，ARR 出现假阳性（当测定肾素浓度而不是肾素活性时会出现这种情况）。如患者年龄大于 65 岁，其肾素活性较青年人低，因此其 ARR 增高。肾功能不全也可导致 ARR 假阳性。

（7）采血时避免凝血或溶血。室温运送标本（无须冰浴）至实验室后立即离心，分离血浆，快速冻存，以备测定。

3. 结果分析

如果醛固酮采用 ng/dl，肾素活性采用 ng/（ml · h）。单位换算正确后，二者比值 >30，且醛固酮浓度 >15ng/dl 者，可初步怀疑为原发性醛固酮增多症，比值 >50 者高度怀疑。

如果醛固酮采用 ng/dl，肾素浓度采用 mU/L，二者比值 >3.7，可初步怀疑为原发性醛固酮增多症，结合醛固酮浓度 >15ng/dl，则更为肯定（图 7-2）。

	PRA [ng/(ml · h)]	PRA [pmol/(L · min)]	DRC (mU/L)	DRC (ng/L)
PAC (ng/dl)	20 30 40	1.6 2.5 3.1	2.4 3.7 4.9	3.8 5.7 7.7
PAC (pmol/L)	750 1000	60 80	91 122	144 192

图 7-2　RAAS 检测结果分析

指南推荐在 ARR 增高的患者中，再选择下述 4 种试验之一，并根据结果作为确诊或排除原发性醛固酮增多症的依据：口服钠负荷试验、盐水负荷试验、氟氢可的松抑制试验或卡托普利试验。阜外医院通常选择盐水负荷试验或卡托普利试验。

盐水负荷试验

1. 试验步骤

自 6：30am 起嘱患者保持卧位，8：30am 抽血测定基础血醛固酮、皮质醇、肾素和血钾浓度，然后开始静脉滴注 0.9% NaCl 溶液 2000ml，速度 500ml/h，4 小时滴尽，滴尽后再次测定负荷后血醛固酮、肾素、皮质醇和血钾浓度。试验进行过程中患者一直保持卧位，可在床上翻身，但不可抬高床头。嘱留家属，提前备好尿壶、便盆等必需品，患者可进清淡饮食，忌食甘草等影响醛固酮分泌的食物。试验过程中应对患者进行密切的血压和心电监测，输液期间 15 分钟测量血压一次（24 小时动态血压自动测量），输液完毕 2 小时后再次测量血压。输液结束后患者可不必严格卧位。此期间无须禁食水。

2. 结果分析

盐水输注结束后：

血醛固酮 >10ng/dl 为阳性结果

 <5ng/dl 为阴性

5 ~ 10ng/dl 为可疑

3. 禁忌证

尚未控制的重度高血压患者（SBP 高于 180mmHg 或 DBP 高于 130mmHg），严重的心功能不全（心功能 Ⅲ ~ Ⅳ 级）及肝肾功能障碍、ACS、老年患者应慎行该检查。

医嘱开立：

卧位醛固酮-肾素-血管紧张素活性 ×2

血清皮质醇 ×2

电解质 ×2

0.9% 氯化钠溶液 500ml ×4

卡托普利试验

1. 试验步骤

患者维持坐位或站立位至少 1 小时后，根据血压情况口服卡托普利 25 ~ 50mg（若血压较低，如在 140/90mmHg 左右，可给予 25mg，若血压较高，如在 150/100mmHg 左右，可给予 50mg），服药后继续维持坐位 1 或 2 小时。服药前及服药后 1 或 2 小时取血，测定肾素活性、醛固酮、皮质醇。试验进行过程中患者一直保持坐位或立位，不可呈卧位，患者清淡饮食，忌食甘草等影响醛固酮分泌的食物。

2. 结果分析

正常：醛固酮被抑制，下降幅度 >30%；

PA：醛固酮不被抑制，下降幅度 <30%。

3. 禁忌证

对 ACEI 类药物过敏患者禁行此检查。

4. 医嘱开立

卡托普利 25mg 或 50mg；

立位醛固酮-肾素-血管紧张素活性 ×2；

血清皮质醇 ×2。

库欣综合征相关检查

24 小时尿游离皮质醇

1. 检测方法

留取 24 小时的全部尿量进行皮质醇水平检测。记录测定的 24 小时总尿量，混匀后留取约 5 ~ 10ml 尿液送检。告知患者不要过多饮水。在留尿期间避免使用包括外用软膏在内的任何剂型的肾上腺糖皮质激素类药物。因 UFC 在库欣综合征患者变异很大，故至少应该检测 2 次 24h UFC。

2. 结果分析

1970 年开始将 UFC 测定用于库欣综合征诊断，因测定的是游离态的皮质醇，故不受皮质醇结合球蛋白（conisol binding globulin，CBG）的浓度影响。推荐使用各实验室的正常上限作为阳性标准。因为大多数儿童患者的体重接近成人体重（ > 45kg），故成人的 24hUFC 的正常范围也适用于儿童患者。饮水量过多（ ≥5L/d）、任何增加皮质醇分泌的生理或病理状态（表 7-1）都会使 UFC 升高而出现假阳性结果。在中、重度肾功能不全患者，GFR <60ml/min 时可出现 UFC 明显降低的假阴性结果。周期性库欣综合征患者的病情休止期及一些轻症患者的 UFC 水平可以正常，但此时测定唾液皮质醇水平则更有诊断价值。

血清皮质醇昼夜节律测定

1. 检测方法

检测血清皮质醇昼夜节律需要患者住院 48 小时或更长时间，以避免因住院应激而引起假阳性反应。检查时需测定 8：00、16：00 和午夜 0：00 的血清皮质醇水平，但午夜行静脉抽血时必须在唤醒患者后 1 ~ 3 分钟内完成并

表 7-1 缺乏库欣综合征临床
表现的皮质醇增多相关情况

可能有库欣综合征的 部分临床表现	无库欣综合征的 任何临床特征
妊娠	生理应激（住院、手术、疼痛）
抑郁和其他精神状态	营养不良、神经性厌食
酒精依赖	慢性激烈运动
糖皮质激素抵抗	下丘脑性闭经
肥胖并发症	皮质醇结合球蛋白过剩（血清
糖尿病控制不良	而非尿皮质醇水平升高）

注：尽管库欣综合征在上述情况中存在的可能性不大，但在罕见情况下亦是可以存在的。若患者的临床可疑指数高（尤其是第一组患者），仍须进行筛查及确诊试验

避免多次穿刺的刺激，或通过静脉内预置保留导管采血，以尽量保持患者处于安静睡眠状态。

2. 结果分析

正常人午夜皮质醇出现低谷，清晨血皮质醇最高，CS 患者正常昼夜节律消失。对临床高度怀疑库欣综合征，而 UFC 水平正常且可被小剂量地塞米松（DST）抑制的患者，如睡眠状态下 0：00 血清皮质醇 > 1.8μg/dl（50nmol/L；敏感性 100%，特异性 20%）或清醒状态下血清皮质醇 > 7.5μg/dl（207nmol/L；敏感性 > 96%，特异性 87%）则提示库欣综合征的可能性较大。各研究中心应制定自己实验室的诊断切点值。

1mg 过夜地塞米松抑制试验（DST）

1. 试验步骤

第 1 天晨 8：00 取血（对照）后，于次日 0：00 口服地塞米松 1mg，晨 8：00 再次取血（服药后）测定血清皮质醇水平。可以在门诊进行。但需保证患者按时服药。

2. 结果分析

推荐将服药后 8:00 的血清皮质醇水平正常切点值定为血清皮质醇 < 1.8μg/dl（50nmol/L）。因患者对地塞米松的吸收和代谢率不同可影响 DST 的结果；一些药物亦可通过 CYP3A4 诱导肝酶、加速清除地塞米松而降低其血浓度；而肝、肾衰竭患者的地塞米松清除率降低。上述情况均会影响 DST 结果。

经典小剂量地塞米松抑制试验（LDDST）

1. 试验步骤

口服地塞米松 0.5mg，q6h，连续 2 天，服药前和服药第 2 天分别留 24 小时尿测定 UFC 或测定服药前后血皮质醇。

2. 结果分析

正常人口服地塞米松第 2 天，24 小时 UFC < 27nmol/24h（10μg/24h）；血清皮质醇 < 1.8μg/dl（50nmol/L），该切点值也同样适用于体重 > 40kg 的儿童。抑郁症、酗酒、肥胖和糖尿病患者，HPA 轴活性增强，故 LDDST 较单次测定 UFC 更适于这些病例。

血浆促肾上腺皮质激素浓度（ACTH）

1. 检测方法

为避免 ACTH 被血浆蛋白酶迅速降解，建议用预冷的 EDTA 试管收集血浆标本，8:00 ~ 9:00 取血后置于冰水中立即送至实验室低温离心，应用免疫放射分析法测定 ACTH 浓度，该测定方法的最小可测值 < 10pg/ml（2pmol/L）。

2. 结果分析

如 8:00 ~ 9:00 的 ACTH < 10pg/ml（2pmol/L）则提示为 ACTH 非依赖性库欣综合征；ACTH > 20pg/ml（4pmol/L）则提示为 ACTH 依赖性库欣综合征。如 ACTH 浓度为 10 ~ 20pg/ml（2 ~ 4pmol/L）时，建议进行促肾上腺皮质激素释放激素（CRH）兴奋试验测定 ACTH。

大剂量地塞米松抑制试验

1. 试验步骤

目前有几种大剂量 DST 的方法：①口服地塞米松 2mg，q6h，服药 2 天，即 8mg/d×2 天的经典大剂量 DST，于服药前和服药第二天测定 24h UFC；②单次口服 8mg 地塞米松的过夜大剂量 DST；③静脉注射地塞米松 4～7mg 的大剂量 DST 法；后两种方法于用药前、后测定血清皮质醇水平进行比较。

2. 结果分析

该检查主要用于鉴别库欣病和异位 ACTH 综合征，如用药后 24h UFC 或血皮质醇水平被抑制超过对照值的 50% 则提示为库欣病，反之提示为异位 ACTH 综合征。大剂量肾上腺糖皮质激素能抑制 80%～90% 库欣病的垂体腺瘤分泌 ACTH，而异位 ACTH 综合征对此负反馈抑制不敏感。但某些分化较好的神经内分泌肿瘤如支气管类癌、胸腺类癌和胰腺类癌可能会与库欣病类似，对此负反馈抑制较敏感。而肾上腺性库欣综合征的皮质醇分泌为自主性，且 ACTH 水平已被明显抑制，故大剂量地塞米松不抑制升高的皮质醇水平。

促肾上腺皮质激素释放激素（CRH）兴奋试验

1. 试验步骤

静脉注射合成的羊或人 CRH 1μg/kg 或 100μg，于用药前（0min）和用药后 15、30、45、60、120 分钟分别取血测定 ACTH 和皮质醇水平。

2. 结果分析

取决于所使用的 CRH 类型（人或羊）、用于判断的指标（ACTH 比基线升高 35%～50%，而皮质醇升高 14%～20%）和判断的时间（ACTH 在 15～30 分钟；皮质醇在 15～45 分钟）。如结果阳性提示为库欣病；而肾上腺性库欣综合征患者通常对 CRH 无反应，其 ACTH 和皮质醇水平不升高。CRH 兴奋试验主要用于库欣病与异位 ACTH 综合征的鉴别，但结果有重叠。绝大部分库欣病患者在注射 CRH 后 10～15 分钟呈阳性反应，仅少数异位 ACTH 综合征（如支气管类癌）患者对 CRH 有反应，其诊断特异性 <100%，故该项试验需联合其他检查来进行

综合判断。

去氨加压素（DDAVP）兴奋试验

1. 试验步骤

DDAVP 是 V2 和 V3 血管加压素受体激动剂，静脉注射 $10\mu g$，于用药前及用药后取血测定血 ACTH 和皮质醇水平，其取血时间间隔同 CRH 兴奋试验。

2. 结果分析

应用 DDAVP 后血皮质醇升高 ≥20%，血 ACTH 升高 ≥35% 为阳性。该试验是 CRH 兴奋试验的替代试验，但敏感性和特异性不如 CRH 兴奋试验。

（马文君）

卡托普利肾动态显像

肾动脉狭窄所致的肾血管性高血压（renovascular hypertension，RVH）的无创影像检查包括超声、CTA、MRA等，核素显像特别是卡托普利肾动态显像是无创检查方法之一，其优点是：①可提供单侧或双侧肾脏在卡托普利使用前后的肾功能参数，对单侧 RVH 的诊断更有价值；②单纯发现肾动脉狭窄，并不一定都有临床意义，只有探测到肾动脉狭窄的同时单侧肾素增高，才能确诊为 RVH，而卡托普利肾动态显像维持提供了无创有效的探测方法。

原理

卡托普利作为 ACEI 临床用于治疗高血压。当肾动脉狭窄时，GFR 下降，引起球旁器细胞分泌肾素，血液内肾素增高，将血管紧张素原转化为血管紧张素I，后者在 ACE 的催化下转化为血管紧张素Ⅱ（AngⅡ）。AngⅡ作用于出球小动脉，使其收缩，提高肾小球囊内压以维持 GFR。口服卡托普利后，阻断这一代偿机制，抑制肾 AngⅡ 的生成，出球小动脉扩张，因而 GFR 下降，患侧肾脏对示踪剂的摄取减低（示踪剂为肾小球滤过型的，如^{99m}Tc-DTPA），到达肾脏的高峰时间延长，高峰摄取值降低，肾皮质滞留时间延长（示踪剂为肾小管排泌型的，如^{99m}Tc-EC），20 分钟清除率降低；但对健侧肾脏或原发性高血压患者的肾功能无明显影响（表 8-1）。因此，卡托普利肾动态显像可提高对单侧肾动脉狭窄诊断的准确性。但对于双侧肾动脉狭窄，诊断的准确性不如单侧，需密切结合临床综合判断。

适应证

凡是怀疑为 RVH 患者，如：①突然出现或严重的高血压（DBP 大于 120mmHg）；②药物控制血压不理想；

③腹部杂音；④不能解释的肾功能减低；⑤ACEI/ARB 治疗后肾功能恶化者。

表 8-1 肾显像剂

显像剂	作用部位	峰时	20min 清除率	24h 清除率	性能
^{99m}Tc-DTPA	肾小球	3~5 分钟	50%	90%	灌注滤过
^{99m}Tc-EC	肾小管	3~5 分钟	70%	100%	灌注排泌
^{99m}Tc-DMSA	肾皮质	1 小时	37%		形态结构

禁忌证

基础血压 <90/60mmHg，禁止行本试验。

注意事项

①充分饮水，在显像前 30~60 分钟，饮水量 7ml/kg（约 300~500ml，避免出现因尿量不足引起的示踪剂清除缓慢）；②检查前 3~5 天停服 ACEI 或 ARB；③停服利尿剂 2 天。

检查方法

分 3 个步骤：

1. 基态肾功能显像

显像剂：可用肾小球滤过型药物如^{99m}Tc-DTPA，或肾小管排泌型药物如^{99m}Tc-EC。患者取仰卧位，静脉弹丸式注射上述药物，剂量 4~5 毫居（mCi）。首先行肾血流灌注显像，3 秒/帧，共 16 帧，观察显像剂在腹主动脉、肾血管床充盈的动态过程，然后以 60 秒/帧，共 20 帧，观察双肾的大小、形态及显像剂在肾内摄取和清除的动态过程，并计算双侧的肾功能参数。

2. 服药

口服卡托普利 25~50mg，服药前及服药后 20、40、60 分钟分别测定血压，60 分钟后行第二次肾功能显像。

3. 卡托普利肾功能显像

注射剂量加大至基态的两倍（8~10mCi），其余所用条件均同上。

图像分析

1. 定性观察

观察双肾形态、大小、放射性分布以及显像的时间顺序，显像剂在肾内的排泄情况（图8-1，图8-2）。

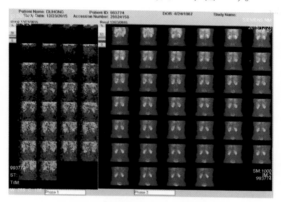

图8-1 正常肾小球滤过率显像图像（一）

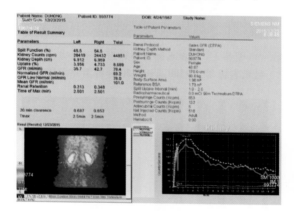

图8-2 正常肾小球滤过率显像图像（二）

2. 定量分析

阜外医院采用3个指标：

高峰时间（T_{max}），正常3～4分钟，卡托普利后延长2分钟以上为异常；

双肾的放射性高峰摄取比值（L/R 或 R/L）一般在0.8以上；

　　双肾的示踪剂 20 分钟清除率（20′CR），^{99m}Tc-DTPA 正常值为 50%，^{99m}Tc-EC 正常值为 60%。

3. 卡托普利试验阳性标准

　　卡托普利肾功能显像较基态肾功能显像，T_{max} 延长 2 分钟以上、放射性高峰摄取比值 <0.8、20′CR 降低 10% 以上，符合 2 个条件为阳性（图 8-3，图 8-4）。

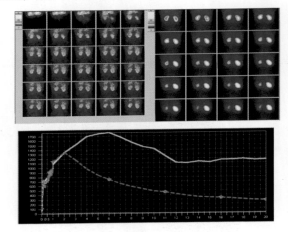

图 8-3　患者基础肾小球滤过率显像，提示右肾 T_{max} 时间延长，20 分钟清除率降低

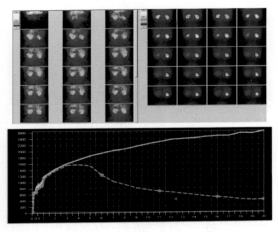

图 8-4　患者服卡托普利后 20 分钟清除率为 0

临床应用

（1）RVH 的诊断：敏感性 93%，特异性 95%；

（2）预测和监测疗效：肾动脉狭窄患者，卡托普利肾显像阳性，提示其接受血运重建后血压可得到控制；阴性则提示血运重建对此患者可能无明显疗效。

（郑　磊）

8

9

间位碘代苄胍在嗜铬细胞瘤的临床应用

^{131}I-MIBG 显像是目前用于嗜铬细胞瘤诊断和定位的最有效的方法。

MIBG 肾上腺髓质显像

显像原理

间位碘代苄胍（metaiodobenzylguanidine，MIBG）是肾上腺素能神经元阻滞剂溴苄铵和胍乙啶的类似物，也是去甲肾上腺素（norepinephrine，NE）的功能类似物。经体外实验研究证明，MIBG 与去甲肾上腺素具有相同的特异、主动、耗能和钠依赖的摄取机制。经静脉注射的肾上腺髓质显像剂 ^{131}I-MIBG 可进入肾上腺髓质细胞的嗜铬储存囊泡内而浓聚于肾上腺髓质；在肾上腺能神经末梢，^{131}I-MIBG 可通过再摄取进入儿茶酚胺储存囊泡而浓聚于富含交感神经的组织或病变中。应用 SPECT 可进行肾上腺髓质显像，使富含交感神经组织或病变显像，为嗜铬细胞瘤、肾上腺髓质增生等病变的定性诊断和功能判断，特别是肾上腺髓质以外的嗜铬细胞瘤的定位诊断、恶性嗜铬细胞瘤转移范围的确定和疗效观察等提供了简便、有效的手段，尤其是全身显像更是核医学检查的独特优点。

适应证

（1）嗜铬细胞瘤的定位诊断；

（2）恶性嗜铬细胞瘤转移范围的确定和疗效观察；

（3）成神经节细胞瘤及其他神经内分泌肿瘤，如甲状腺髓样癌、Sipple 综合征（患者同时发生甲状腺髓样癌、肾上腺嗜铬细胞瘤、甲状旁腺肿瘤）的诊断；

（4）肾上腺病变的定性诊断和功能判断。

显像方法

1. 检查前准备

封闭甲状腺。注射显像剂前 3 天口服复方碘溶液，每次 10 滴，每日 3 次，或口服饱和 KI 溶液每次 10 滴，每日 3 次，并持续到检查结束。停用影响摄取显像剂的药物。

2. 显像方法

显像时间：^{131}I-MIBG 注射后 24、48、72 小时显像，必要时可延迟至 96 小时直至显影清晰。

显像前准备：显像前受检者排清小便，清洁肠道。

采集模式：每次显像先进行全身显像（前后位及后前位、扫描速度宜为 10～15cm/min，矩阵 51×1024）；取后前位，做肾上腺平面显像，采集矩阵 256×256 或 512×512，总计数 600～800k；根据临床要求及全身显像图上的可疑点，取该部位做断层显像。

MIBG 肾上腺髓质显像在嗜铬细胞瘤诊断中的应用

正常^{131}I-MIBG 显像图像

由于交感神经丰富的脏器 MIBG 均可聚集，因此正常人显像图中可见腮腺、颌下腺、鼻咽部显影。心肌可摄取 MIBG，所以心脏显影，但心肌摄取与血儿茶酚胺是呈负相关的，嗜铬细胞瘤患者的显像图中心脏不显影，而无嗜铬细胞瘤患者的显像图中可见心脏显影。肝脏也可显影，其摄取高峰为 24 小时，以后摄取下降，72 小时肝脏基本不显影，因此^{131}I-MIBG 在注药后 24、48、72 小时进行，越往后肝脏的干扰越低。脾也可显影，但也可随时间的延长，显影减弱。由于 10% ~ 20% 的 MIBG 可由肠道排泄，所以清洁肠道不力，可见肠内放射性。

正常肾上腺[131]I-MIBG 通常不显影或隐约显影，注药后 24 小时显影仅 10%，48 ~ 72h 显影仅 16%。显影腺体应大小正常，放射性分布均匀。[131]I-MIBG 和治疗量的[131]I-MIBG 更常见正常肾上腺髓质显影。图 9-1 所示为[131]I-MIBG 显像正常图像。

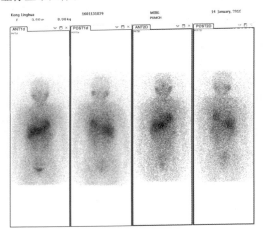

图 9-1 患者女性，38 岁。肾上腺肿物，[131]I-MIBG 显像未见明显异常

肾上腺嗜铬细胞瘤显像图

当嗜铬细胞瘤在肾上腺髓质时，患侧瘤高度聚集放射性 MIBG，健侧腺体由于摄取显像剂低而不显影（图9-2）。

异位嗜铬细胞瘤显像图

异位嗜铬细胞瘤显像图鉴别的原则是，凡腮腺、心脏、肝脏、脾脏、肾上腺、膀胱可正常显影外，全身其他部位发现有聚集放射性的部位均可认为是异位肾上腺嗜铬细胞瘤，如图 9-3 所示。异位嗜铬细胞瘤指发生在肾上腺以外的嗜铬细胞瘤，目前多称为肾上腺外副神经节瘤。副神经节瘤是发生在副神经节的肿瘤，一般分布与副神经节的分布相当。肾上腺髓质是一种特殊的副神经节，故一般

　　将肾上腺髓质发生的肿瘤称为嗜铬细胞瘤，而发生在肾上腺外的副神经节瘤称为肾上腺外副神经节瘤。

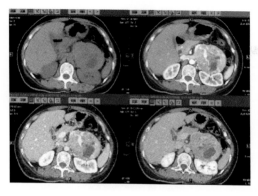

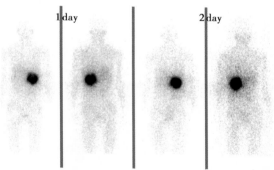

9

图9-2　患者女性，42岁。上图：增强 CT，左侧肾上腺区不规则软组织占位，最大截面约 7.7cm × 9.2cm，内见多发小片低密度坏死灶，实性成分明显强化，坏死灶未见强化，动脉期病变内部可见多发迂曲血管影，病灶由左肾上腺动脉供血。下图：[131]I- MIBG 全身显像，左肾上腺区异常所见，考虑为嗜铬细胞瘤伴中心机化坏死可能性大

恶性嗜铬细胞瘤多发转移

　　约10%的嗜铬细胞瘤为恶性，通常在早期即可转移至肝、骨、肺、淋巴结等处。[131]I- MIBG 局部和全身显像可确定恶性嗜铬细胞瘤转移范围（图9-4）。在治疗中，利用[131]I 发射的 β 射线可以达到有效的内照射治疗的目的。

通过显像可判断病灶摄取^{131}I-MIBG 的能力，并观察其疗效。

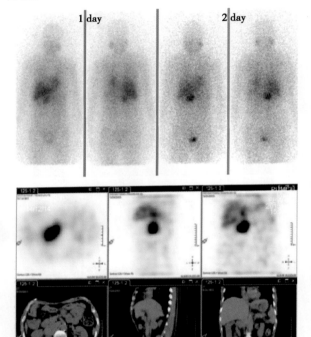

图 9-3   上图：^{131}I-MIBG 全身显像，可见主动脉右旁见不规则软组织团块影；下图：SPECT-CT 局部断层融合显像示：相当于 T_{12} 水平、下腔静脉后方、主动脉右旁见不规则软组织团块影，大小约 6cm，放射性摄取异常增高。右腹主动脉旁异常高摄取占位，考虑为异位嗜铬细胞瘤

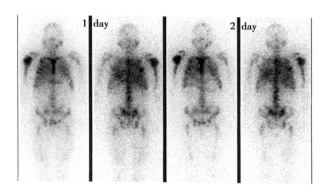

图 9-4　患者男性，64 岁，嗜铬细胞瘤术后，^{131}I- MIBG：全身骨骼多发放射性浓聚区，考虑为多发骨转移；双肺异常所见，肺转移不除外

9

肾上腺髓质显像的临床评估

1. ^{131}I- MIBG 显像充分体现了核医学功能显像的优点，可以定性诊断嗜铬细胞瘤、神经母细胞瘤和其他神经内分泌肿瘤。

2. 由于 SPECT/CT 的崛起，使 ^{131}I- MIBG 显像又可作为异位嗜铬细胞瘤和恶性嗜铬细胞瘤转移灶的定位诊断。

3. ^{131}I- MIBG 显像方法简便，无创伤性，无副作用，特异性和灵敏度均高于 CT 和 B 型超声扫描，是目前诊断嗜铬细胞瘤最有效的诊断方法。

4. ^{131}I- MIBG 可做显像，大剂量的 ^{131}I- MIBG 可以用于对不能手术的嗜铬细胞瘤、恶性嗜铬细胞瘤和神经母细胞瘤的治疗，效果理想。

SPECT/CT 在 ^{131}I- MIBG 显像中的价值

近年来 SPECT/CT 在 ^{131}I- MIBG 显像中得到广泛应用，使功能诊断和解剖诊断得到完美结合。解决了以前 ^{131}I-

MIBG 显像不能得到病灶的正确解剖位置之苦,尤其对于异位嗜铬细胞瘤的定位及恶性嗜铬细胞瘤转移灶的定位诊断起了重大作用。大大提高了[131]I-MIBG 显像诊断的灵敏度(86%~88%)和特异性(96%~99%)。

SPECT/CT 显像还对神经内分泌肿瘤的治疗方案具有一定的决策作用。首先是对病灶是否有手术指征的决定和手术方案的确立具有重要的价值。对于神经内分泌肿瘤有否手术指征及有否转移,原发灶大小及周围组织关系特别是与周围血管的关系的确立具有重要的价值。对于转移灶,要根据转移病灶的数量和部位决定可否手术。其次通过 SPECT/CT 可以对神经内分泌肿瘤患者进行分期及预后评估,制订治疗方案。

因此[131]I-MIBG SPECT/CT 显像是目前临床上重要诊断手段,完全替代了平面显像。

国内近年来应用[99m]Tc-奥曲肽进行嗜铬细胞瘤的临床诊断,北京协和医院在这方面做了大量工作,如国内能有[99m]Tc-奥曲肽的商品供应,[99m]Tc 的标记化合物将有广阔的应用前景。图 9-5 为[99m]Tc-奥曲肽 SPECT-CT 显像,提示异位嗜铬细胞瘤。

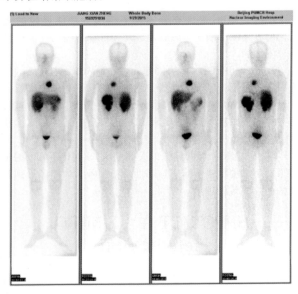

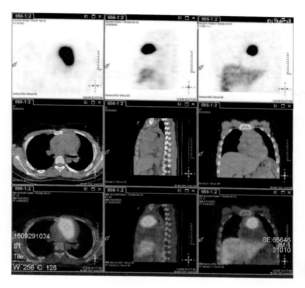

图 9-5　^{99m}Tc-奥曲肽 SPECT-CT 全身及局部显像：心包内升主动脉旁生长抑素受体高表达占位，考虑为异位嗜铬细胞瘤

注：本章图片由北京协和医院核医学科提供。

（孙晓昕）

10

原发性醛固酮增多症

原发性醛固酮增多症（primary aldosteronism, PA，简称原醛症）是由肾上腺皮质分泌醛固酮过多所引起的综合征，1955 年由 JeromeW. Conn 首先报道，故又称 Conn 综合征。临床特征主要为高血压、正常血钾或低血钾、低血浆肾素活性（PRA）及高血浆醛固酮（Ald）水平，是继发性高血压的常见病因。过去曾认为原发性醛固酮增多症发病率低于 1%。自从 1981 年 Hiramatsu K 等提出以醛固酮与肾素比值（ARR）作为筛查原发性醛固酮增多症的指标，近年来高血压人群中的发病率在 10% 左右，在难治性高血压患者中占 17% ~ 20%。

PA 主要包括以下五种类型：

肾上腺醛固酮腺瘤（APA）：多见，直径多介于 1 ~ 2cm，多为一侧。患者血浆醛固酮浓度与 ACTH 的昼夜节律性平行，而对肾素的变化无明显反应。

特发性醛固酮增多症（IHA）：多见，双侧肾上腺球状带增生，有时伴结节，少数患者双侧肾上腺结节样增生。

醛固酮癌：少见，瘤体大，直径多 > 5cm，分泌大量醛固酮，往往还可分泌糖皮质激素、雄激素。

糖皮质激素依赖性醛固酮增多症（GRA）：少见，多于青少年期起病，可为家族性、常染色体显性遗传，也可为散发。肾上腺呈大、小结节样增生。

异位分泌醛固酮组织：少见。

其中 APA 和 IHA 占 95% 左右。醛固酮过度分泌引起肾远曲小管、集合管对钠离子的重吸收增加，从而使血压升高，排钾增多而产生低血钾、高尿钾、代谢性碱中毒、碱性尿、夜尿增多及低钾血症引起的乏力。但是近期研究发现血钾正常的患者占原醛症患者的 50%。而且，也逐渐发现了血压正常或者在临界值的原醛症患者。

诊　断

临床表现

（1）高血压：常规降压药物效果差，部分患者可呈难治性高血压。

（2）神经肌肉功能障碍：可表现为肌无力及周期性麻痹、肢端麻木，手足搐搦及肌肉痉挛。影响胃肠平滑肌时可出现食欲不振、腹胀和嗳气。

（3）肾脏表现：肾小管上皮细胞空泡样变性，浓缩功能减退，伴多尿，尤其是夜尿增多。易并发尿路感染。尿蛋白增多，少数可出现肾功能减退。

（4）心脏表现：①心肌肥厚：原醛症患者较原发性高血压患者更易引起左心室肥厚，而且发生早于其他靶器官损害。病因去除后心肌肥厚可逐渐得到改善。心肌肥厚可使左心室舒张期充盈受限、心肌灌注减退，因此运动后原醛症患者较一般高血压患者更易诱发心肌缺血。也可出现心肌纤维化和心力衰竭；②心电图呈低钾改变：Q-T 间期延长，T 波增宽、降低或倒置，U 波明显。T、U 波相连呈驼峰状；③心律失常：多为阵发性室上性心动过速，最严重时可发生心室颤动。

（5）其他表现：儿童可有生长发育障碍。缺钾时胰岛素分泌减少，作用减弱，可出现糖耐量减低。

重点筛查对象

（1）2 级及以上高血压；

（2）药物抵抗性高血压，常规药物控制效果不佳；

（3）高血压伴有自发或利尿剂引起的低钾血症；

（4）高血压伴有肾上腺意外瘤；

（5）40 岁以前出现高血压或发生脑血管意外家族史的高血压患者；

（6）原醛症患者一级亲属的所有高血压患者。

辅助检查

（1）血钾：仅9%～37%的患者有低血钾，仅50%的腺瘤和17%的增生患者血钾<3.5mmol/L。

（2）24小时尿钾：当血钾<3.5mmol/L时24小时尿钾排泄>25mmol，当血钾<3.0mmol/L，24小时尿钾排泄>20mmol。

（3）其他：代谢性碱中毒及低钙血症，高血糖。

筛查试验：多采用血浆醛固酮与肾素比值（（plasma aldosterone-renin ratio，ARR）筛查PA患者（ARR测定方法、结果判断及注意事项详见第7章）。

确诊试验：指南推荐在ARR增高的患者中，再选择下述4种试验之一并根据结果作为确诊或排除原醛症的依据——口服钠负荷试验、盐水负荷试验、氟氢可的松抑制试验或卡托普利试验（试验方法、结果判断及注意事项详见第7章）。

如确诊原醛症患者年龄在20岁以下、有原醛症或有年轻人卒中的家族史，则应做基因检测以确诊或排除GRA。

定位诊断：推荐肾上腺CT薄层（2～3mm）扫描明确有无肾上腺增生或结节。PA的分型、定位诊断的金标准是双侧肾上腺静脉采血（AVS）检查（AVS操作流程、注意事项、结果判读等详见第20章）

鉴别诊断见表10-1。

表 10-1 高血压伴低血钾的鉴别诊断

鉴别要点	PA	低肾素性高血压	肾动脉狭窄	恶性高血压	11β羟化酶缺陷症	17α羟化酶缺陷症	Liddle综合征	长期服用甘草	肾素瘤	Cushing综合征
肾素	↓	↓	↑	↑	↓	↓	↓	↓	↑↑	不确定
醛固酮	↑↑	↓或正常	↑	↑	↓	↓	↓	↓	↑	不确定
17羟皮质酮	正常	正常	正常	正常	↑	↓	正常	正常	正常	正常
性征	正常	正常	正常	正常	女性假两性畸形,男性假性性早熟	缺乏第二性征,女性原发性闭经,临床表现多样	正常	正常	正常	正常
其他			影像学检查提示肾动脉狭窄		基因筛查	基因筛查	基因筛查	长期甘草及其制品服用史	肾实质内低密度占位性病变	需结合Cushing综合征相关检查及定位检查

10

治 疗

手术治疗

肾上腺腺瘤和肾上腺癌首选手术切除；IHA 可行肾上腺部分切除，但疗效不确定，建议药物治疗。部分患者不适合或不耐受开腹手术者可考虑肾上腺化学消融介入治疗。

药物治疗

适用于 IHA 或手术后复发或不愿意接受手术治疗的患者，可应用螺内酯，常用剂量为 20～60mg/d，指南推荐最大剂量为 100mg/d。注意监测血钾，调整剂量。低血钾多可很快纠正，血压恢复正常则需 4～8 周。螺内酯阻断睾酮合成及雄激素的外周作用，可产生阳痿、性欲减退、男性乳房发育或女性月经紊乱。不能耐受的患者可改用依普利酮治疗。另外也可选用阿米洛利，通过阻断肾远曲小管的钠通道，促进 Na^+ 和 H^+ 的排泄，降低钾的排出。必要时可合用 CCB 或 RASI。如为糖皮质激素可抑制性醛固酮增多症，可应用地塞米松或泼尼松。成人地塞米松起始剂量为 0.125～0.25mg/d，泼尼松起始剂量为 2.5～5mg/d，建议睡前服用。注意使用可维持血压和正常血钾水平的最低剂量。必要时可合用醛固酮拮抗剂。

综上所述，原发性醛固酮增多症的诊治流程见图 10-1。

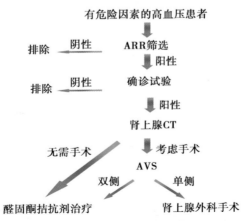

图 10-1　原发性醛固酮增多症的诊治流程

表10-2 原发性醛固酮增多症化验结果记录表

病案号	姓名	性别	年龄	入院日期	报告日期	报告医师

筛查试验 卧立位试验*

	采血日期	采血人员	送检日期	送检医师	报告日期	报告医师
采血结点	醛固酮 ng/dl	肾素 ng/(ml·h)	ARR ng/dl (ng/ml·h)			
卧位						
立位						

结论	ARR 结论
	□阴性
	□可疑：醛固酮>15ng/dl，ARR>30
	□高度可疑：醛固酮>15ng/dl，ARR>50
	负责医师

确诊

盐水负荷试验

	基线采血日期	采血人员	负荷开始时间	结束时间
采血结点	肾素 ng/(ml·h)	血管紧张素Ⅱ (pg/ml)	醛固酮 (ng/dl)	
基线				
负荷后				

盐水负荷试验结论	
	□阴性：负荷后醛固酮<5ng/dl
	□可疑：负荷后醛固酮 5-10ng/dl
	□高度可疑：负荷后醛固酮>10ng/dl
	负责医师

卡托普利试验

	基线采血时间	采血人员	服药开始时间	采血时间
采血结点	肾素 ng/(ml·h)	血管紧张素Ⅱ (pg/ml)	醛固酮 (ng/ml)	
基线				
试验后				

卡托普利试验结论	
	□阴性
	□可疑：试验后肾素增加，醛固酮降低不>30%

续表

分侧肾上腺静脉取血检测报告

采血日期	采血人员	送检日期	送检医师	报告日期	报告医师

采血位置	肾素 ng/(ml·h)	血管紧张素Ⅱ (pg/ml)	醛固酮(ng/dl)	皮质醇 (μg/dl)	标化的醛固酮值：ALD/该侧皮质醇 成功：肾上腺静脉皮质醇/下腔静脉皮质醇≥2 一侧：标化的ALD≥另一侧2倍；或一侧标化的ALD≥外周血标化的ALD值的2.5倍且另一侧与外周血相比无明显升高
右肾上腺V					
左肾上腺V					
右房					
下腔V远端					
结果	取血成功：□单侧（□左侧　□右侧）　□双侧				□需结合临床

（吴海英）

11

嗜铬细胞瘤/副神经节瘤

目前比较统一的观点是嗜铬细胞瘤（Pheochromocyto-ma，PHEO）特指肾上腺嗜铬细胞瘤，而将传统概念的肾上腺外或异位嗜铬细胞瘤统称为副神经节瘤（paragangli-oma，PGL）。WHO 提出恶性嗜铬细胞瘤（malignant pheo-chromocytoma）是在没有嗜铬组织的区域出现嗜铬细胞（转移灶）如骨、淋巴结、肝、肺等。局部浸润和肿瘤细胞分化程度均不能用于区分嗜铬细胞瘤的良恶性。

PHEO/PGL 占高血压患者的 0.2% ~ 0.6%，病因尚不明，可能与遗传有关。近年研究表明约 30% 有家族遗传背景，并已明确致病基因：Von Hippel-Lindau 病（VHL 病）（VHL 基因突变）、多发内分泌肿瘤-1 型（MEN-1）（MEN1 基因突变）、多发内分泌肿瘤-2 型（MEN-2）（RET 基因突变）、家族性 PHEO-PGL 综合征（SDHD、SDHB 或 SDHC 基因突变）、神经纤维瘤病-1 型（NF-1 基因突变）。

PHEO/PGL 主要源于肾上腺髓质，约 9% ~ 24% 源于肾上腺外。PHEO 多为单侧，但遗传性者常为双侧、多发。约 95% 以上的 PGL 位于腹部和盆腔。最常见部位为腹主动脉旁、肾门附近、下腔静脉旁等；其次为盆腔，再次为头颈和胸腔纵隔。15% ~ 24% 可多发。恶性 PGL 发生率约 30% ~ 40%，肾上腺恶性 PHEO 约 10%。转移部位多见于淋巴结、肝、肺、骨等器官。

PHEO/PGL 主要分泌儿茶酚胺（CA），包括去甲肾上腺素（NE）、肾上腺素（E）和多巴胺（DA）。因不同化学物质通过不同受体作用于多种器官和组织，使 PHEO/PGL 的临床表现具有多发性、多样性、复杂性和凶险性。

诊　断

临床表现

高血压是最常见的临床症状，发生率约 80% ~ 90%。50% ~ 60% 为持续性，40% ~ 50% 为发作性，10% ~ 50% 可出现直立性低血压，5% 血压正常。可伴有典型的头痛、心悸、多汗和面色苍白 "4P 征"，其发生率为 50% 以上。伴有血糖增高的发生率约 40%。部分患者可能会以心肌病、高钙血症、血尿、糖尿病、库欣综合征、肠梗阻、甚至视力下降等原因就诊。少见情况以急症形式出现：如高血压危象、休克、急性心衰、肺水肿、心肌梗死、严重心律失常、急性肾功能不全、高热等。

可疑病例的筛查指征

伴有 4P 征的高血压；

顽固性高血压；

血压易变不稳定者；

麻醉、手术、血管造影检查、妊娠中血压升高或波动剧烈者，不能解释的低血压；

PHEO/PGL 家族遗传背景者；

肾上腺意外瘤；

特发性扩张性心肌病。

辅助检查

1. 定性

24 小时尿 CA（推荐）：仍是目前定性诊断的主要生化检查手段。结果阴性而临床高度可疑者建议重复多次和（或）高血压发作时留尿测定，阴性不排除诊断。

血浆游离 MNs（推荐）（苄肾上腺素）：包括 MN 和 NMN。敏感性 97% ~ 99%，特异性 82% ~ 96%，适于高危人群的筛查和监测。阴性者几乎能有效排除 PHEO/PGL，假阴性率仅 1.4%，无症状的小肿瘤或仅分泌多巴胺者，可假阴性。国内仅有少数单位开展，建议推广。

24 小时尿分馏的 MNs（推荐）：须经硫酸盐的解离步骤后检测，故不能区分游离型与结合型，为二者之和。但可区分 MN 和 NMN。特异性高达 98%，但敏感性略低，约 69%，适于低危人群的筛查。

血浆 CA（可选）：发作高血压时采血检测更有助于诊断。结果阴性而临床高度可疑者建议重复多次测定，阴性不排除诊断。检测结果受多种生理、病理因素及药物的影响。

血浆游离 MNs 和尿分馏的 MNs 升高 ≥ 正常值上限 4 倍以上，诊断 PHEO/PGL 的可能几乎 100%。临床疑诊但生化检查结果处于临界或灰区者应标化取样条件，推荐联合检测以提高准确率。

2. 定位

（1）解剖定位：推荐 CT/MRI 的初始扫描范围为腹部 + 盆腔，目的在于检出肾上腺和（或）肾上腺外多发病变，如为阴性，扫描胸部和头颈。

CT 平扫 + 增强（推荐首选）：可发现肾上腺 0.5cm 和肾上腺外 1.0cm 以上的 PHEO/PGL。肿瘤内密度不均和显著强化为其特点，能充分反映肿瘤形态特征及与周围组织的解剖关系。

MRI（推荐）：PHEO/PGL 血供丰富，T_1WI 低信号、T_2WI 高信号，反向序列信号无衰减为其特点。推荐以下情况代替 CT 作为首选定位或补充检查：①儿童、妊娠妇女或其他需减少放射性暴露者；②对 CT 造影剂过敏者；③生化证实儿茶酚胺升高而 CT 扫描阴性者；④肿瘤与周围大血管关系密切，评价有无血管侵犯；⑤全身 MRI 弥散加权成像（DWI）有助于探测多发或转移病灶。

超声检查（可选择）：敏感性低，但因其简便、无创、价格低廉，可作为初筛检查，特别是可疑颈部 PGL 以及婴幼儿、妊娠妇女等。但不推荐用于定位。

（2）功能影像学定位（推荐有条件的地区选择）：不作一线推荐，价值和指征包括：①确诊定位并利于鉴别诊断；②检出多发或转移病灶（分泌 E 的 PHEO > 5cm；分泌 NE 的 PHEO；功能性 PGL）；③生化指标阳性和（或）可疑，CT/MRI 未能定位者；④术后复发者。间碘苄胍（metaiodobenzylguanidine，MIBG）显像、生长抑素受体（somatostatin receptor）显像、PET 显像。

遗传性综合征的诊断和基因筛查

遗传性综合征基因筛查的价值在于：①主动监测肿瘤复发或多发；②及早发现其他受累系统病变；③监测无症状的亲属，早期发现肿瘤；④致命性肿瘤的预防如 RET 突变患儿的甲状腺预防性切除。

下列情况应考虑遗传疾病：①PHEO/PGL 家族史者；②双侧、多发或肾上腺外 PHEO；③年轻患者（＜20岁）；④患者及其亲属具有其他系统病变：脑、眼、甲状腺、甲状旁腺、肾、颈部、胰腺、附睾、皮肤等。

筛查内容包括：①家族史的问询；②系统临床体征和辅助检查：皮肤病变（NF-1）；甲状腺病变和血降钙素升高（MEN-2）；影像学检查肾脏、胰腺、其他腹部肿瘤、术前常规眼底视网膜检查、脑脊髓 MRI 检查（VHL）。基因筛查（可选择）：RET/VHL/SDHB/SDHD，若阳性，一级亲属遗传咨询。

治 疗

术前药物准备

PHEO/PGL 术前充分的准备是手术成功的关键。

1. 药物治疗（表11-1）

（1）α 受体阻滞剂（推荐）：最常用的是长效非选择性 α 受体阻滞剂——酚苄明，据血压调整剂量，发作性症状控制、血压正常或略低、直立性低血压或鼻塞出现等提示药物剂量恰当。也可选用 $α_1$ 受体阻滞剂如哌唑嗪（2～5mg，2～3次/日）、特拉唑嗪（2～5mg/d）、多沙唑嗪（2～16mg/d）等。压宁定（乌拉地尔）具有中枢和外周双重作用，每日 30～90mg，分次口服。服药期间饮食中增加含盐液体的摄入，以减少直立性低血压的发生，并有助扩容。

（2）钙离子通道阻滞剂（推荐）：推荐以下 3 种情况联合或替代 α 受体阻滞剂：①单用 α 受体阻滞剂血压控制不满意者，联合应用以提高疗效，并可减少前者剂量；②α受体阻滞剂严重副作用患者不能耐受者；③血压正常或仅间歇升高，替代 α 受体阻滞剂，以免后者引起直立性低血压。

（3）β 受体阻滞剂：对于 CA 或 α 受体阻滞剂介导的心动过速（＞100～120次/分）或室上性心律失常等需加

用 β 受体阻滞剂，使心率控制在 <90 次/分。但 β 受体阻滞剂必须在 α 受体阻滞剂使用 3～4 日后，因单用前者可阻断肾上腺素兴奋 β_2 受体扩张血管的作用而可能诱发高血压危象、心肌梗死、肺水肿等致命的并发症。推荐选择性的 β_1 受体阻滞剂如阿替洛尔、美托洛尔等。

表 11-1　PHEO/PGL 术前药物治疗
（2014 年美国内分泌学会 PHEO/PGL 指南）

药物名称	开始时间	起始剂量	最大剂量
1 阶段	术前 10～14 天		
酚苄明		10mg，bid	1mg/（kg·d）
或多沙唑嗪		2mg/d	32mg/d
2 阶段	必要时在 1 阶段基础上加用		
硝苯地平		30mg/d	60mg/d
或氨氯地平		5mg/d	10mg/d
3 阶段	1 阶段用药后至少 3～4 天方可加用		
普萘洛尔		20mg，tid	40mg，tid
或阿替洛尔		25mg/d	50mg/d

2. 高血压危象的处理

推荐硝普钠、酚妥拉明或尼卡地平静脉泵入（表 11-2）。

表 11-2　高血压急症常用静脉降压药

降压药	剂量	起效	持续	不良反应
硝普钠	0.25～10μg/（kg·min）iv	立即	1～2 分钟	恶心、呕吐、肌颤、出汗
酚妥拉明	2.5～5mg iv　0.5～1mg/min iv	1～2 分钟	10～30 分钟	心动过速、头痛、潮红
尼卡地平	0.5～10μg/（kg·min）iv	5～10 分钟	1～4 小时	心动过速、头痛、潮红

3. 术前药物准备的时间和标准

推荐至少 7 天，一般 10 ~ 14 天，发作频繁者需 4 ~ 6 周。以下几点提示术前药物充分：①坐位血压 < 130/80mmHg，立位 SBP > 90mmHg，坐位心率 < 60 ~ 70 次/分，立位心率 < 70 ~ 80 次/分；②无阵发性血压升高、心悸、多汗等现象；③体重呈增加趋势，血细胞比容 < 45%；④轻度鼻塞，四肢末端发凉感消失或有温暖感，甲床红润等表明微循环灌注良好。

手术治疗

手术切除是 PHEO/PGL 最有效的治疗方法。强调与麻醉科等多学科充分合作。推荐全麻，实时监测动脉血压和中心静脉压，必要时漂浮导管。积极扩容的同时注意防治心力衰竭。

放射性核素治疗

用于无法手术或多发转移、MIBG 或奥曲肽显像阳性者。最常用的药物是 ^{131}I-MIBG，主要副作用是骨髓抑制。核素标记的奥曲肽可用于 MIBG 阴性者，但疗效尚难评价。

放疗和化疗

外放射治疗推荐于无法手术切除的肿瘤和缓解骨转移所致疼痛，但可能加重高血压。化疗推荐 CVD 方案（环磷酰胺、长春新碱、氮烯唑胺），有效率约 50%，但多于 2 年内复发。联合 MIBG 可能提高疗效。抗血管生成靶向药物治疗可能有效。

预后和随访

预后

PHEO/PGL 的预后与年龄、良恶性、有无家族史及治疗早晚等有关。良性者 5 年生存率 > 95%，但约 50% 患者仍持续高血压。复发率为 6.5% ~ 17%，复发者恶性率约 50%，家族性、肾上腺外及右侧者更易复发。恶性 PHEO/PGL 不可治愈，5 年生存率约 50%，肝、肺转移较骨转移者预后差，其中约 50% 死于 1 ~ 3 年，但约 50% 可存活 20 年以上。

随访

（1）随访原因：①肿瘤有无残留；②病理难于鉴别良恶性，主要依据其临床出现转移；③易复发、多发，特别是家族发病者。

（2）随访内容：包括临床症状（如高血压）、生化指标（如血浆游离 MNs、24h 尿 CA 和分馏的 MNs）、CT 扫描等。

（3）随访方案：①推荐术后 10 ~ 14 天复查血尿生化指标，判断肿瘤是否残留、有无转移等；②散发病例单侧肾上腺切除者每年一次，至少连续 10 年；③高危群体（SDHB 突变、PGL、肿瘤体积巨大）和遗传性 PHEO/PGL 者每 6 ~ 12 个月复查 1 次临床和生化指标，终生随访。

（吴海英）

12

肾血管性高血压

肾血管性高血压（renal vascular hypertension，RVH）是各种原因造成的单侧或双侧肾动脉狭窄（renal artery stenosis，RAS）引起的高血压。

RAS 的常见病因有动脉粥样硬化、大动脉炎和纤维肌性发育不良。其他少见病因包括外源性压迫、血栓栓塞、主动脉夹层、白塞病及放射损伤等。据报道，RAS 在欧美国家普通高血压人群中患病率约为 1% ~ 10%，已成为继发性高血压的第二位原因。其中，动脉粥样硬化约占 80% ~ 90%，其次为纤维肌性结构不良（约 10%）。至今我国尚无该病在高血压人群中的流行病学资料。20 世纪 90 年代以前的回顾性病例研究表明，病因以大动脉炎为主，其次为动脉粥样硬化。近年来由于疾病谱发生改变，我国 RAS 病因的构成发生改变。据我中心 1999—2014 年收治的 2047 例 RAS 病例分析表明，其中 1688 例（81.5%）为动脉粥样硬化，259 例（12.7%）为大动脉炎，86 例（4.2%）为纤维肌性发育不良，其余 34 例（1.6%）为其他原因。其中，在年龄 ≤40 岁患者中，大动脉炎为首位原因，占 60.5%，其次是纤维肌性发育不良，占 24.8%；而在年龄 >40 岁患者中，RAS 的首位病因是动脉粥样硬化（94.7%），其次是大动脉炎（3.8%）。而且，动脉粥样硬化所占比例存在逐渐增加趋势。

诊　断

临床表现

1. 高血压

特点是病程短、舒张压升高明显。40% 以上患者有腹部杂音。尿常规可出现正常或轻度蛋白尿。部分患者可出现低钾血症，常提示合并继发性醛固酮增多症。

缺血性肾病：表现为患侧肾缺血、肾小球硬化、小管萎缩及间质纤维化；部分患者可直接表现为肾脏萎缩。易进展为终末期肾病，预后极差。

发作性肺水肿（Pickering 综合征）：发生于重度双侧或单侧 RAS 患者，由容量负荷过重或血管紧张素介导的血管收缩引发的左室后负荷急剧增加所致，具有突发性、一过性的特点。

2. 可疑病例的筛查指征

30 岁之前或 55 岁之后发生的高血压，尤其是 55 岁以上的严重高血压；

既往可控制的高血压突然出现持续性的恶化；

顽固性高血压（定义为当联合应用足量包括利尿剂在内的 3 种降压药物仍难以达到目标血压）；

恶性高血压（合并有包括急性肾衰竭、急性失代偿性充血性心力衰竭、新发视神经或其他脑神经病变、Ⅲ/Ⅳ级视网膜病变等急性靶器官损害的高血压）；

应用 ACEI/ARB 后出现的新发氮质血症或肾功能恶化；

无法用其他原因解释的肾脏萎缩或两肾大小相差 >1.5cm；

突发出现的难以解释的肺水肿；

不能解释的血清肌酐水平升高或需肾脏替代治疗；

高血压合并多支冠脉病变或外周动脉疾病；

不能解释的慢性心衰或难治性心绞痛；

高血压并有腹部或腰背部杂音；

高血压合并低钾血症。

辅助检查

1. 不推荐

外周肾素活性测定、卡托普利试验、分肾静脉肾素活性、肾卡托普利显像等，但对功能评估有意义（详见其他章节）。

2. 推荐

彩色多普勒超声、计算机断层扫描血管显像（CTA）和磁共振动脉成像（MRA）。当临床上高度怀疑而无创检查难以确诊时，可应用血管造影来确诊 RAS。各种检查手段优缺点见表 12-1。

表12-1　肾动脉狭窄常用检查手段及其优缺点比较

	优势	局限性	特点及参数
多普勒超声	无创、无辐射、易获取	费时，存在操作者差异	血流动力学评估
	碘对比剂过敏者可用	肥胖、肠胀气患者不适用	
	肾衰患者可用		
	可进行血流动力学评估		
CTA	分辨率高	辐射	高敏感性：81%～92%
	省时，运动伪差少见	应用碘对比剂	高特异性：79%～93%
	可用于评估支架动脉	严重钙化病变评估受限	
MRA	分辨率高	费用高	敏感性和特异性均＞90%
	操作者影响小	铁磁植入者应用受限	脉冲序列可用于功能评估
		严重肾衰竭应用受限（钆相关性肾源性系统性硬化）	
血管造影	直接血流动力学评估	需应用碘对比剂和辐射	标准
	即刻血运重建	并发症：出血、夹层、血栓栓塞、动脉损伤等需外科纠正	

诊断标准

1. 解剖标准

CTA/MRA/DSA：管腔狭窄≥50%；超声：收缩期流速峰值（PSV）＞180~200cm/s和肾主动脉比率（RAR）＞3.5（对应管腔狭窄＞60%），狭窄侧与对侧抵抗指数（RI）相差＞0.05，加速时间＞0.07s。

2. 功能标准（DSA/MRA）

①收缩期跨病变处压力阶差＞20mmHg；②静息跨病变处平均压力阶差＞10mmHg。

治 疗

药物治疗

1. 一般治疗

动脉粥样硬化：药物治疗是基石。推荐给予戒烟、降压、抗血小板和降脂等综合方案。介入治疗推荐双联抗血小板治疗，术前即应用，术后至少应用3~6个月。

纤维肌性发育不良：缺乏前瞻性药物研究。首选介入治疗，一般对单纯球囊扩张术反应良好，支架植入术仅作为单纯球囊扩张后肾动脉出现严重夹层或弹性回缩（残余狭窄≥50%）限制血流时的补救手段。术前术后单用阿司匹林即可。

大动脉炎：详见后续章节。三种不同病因的临床鉴别见表12-2。

2. 降压药物治疗

推荐联合用药，包括ACEI/ARB、钙拮抗剂、β受体阻滞剂和利尿剂等。ACEI/ARR和钙拮抗剂可以有效控制肾动脉狭窄患者的高血压，并延缓了肾脏疾病的进展。利尿剂和β受体阻滞剂也可以使肾动脉狭窄患者的血压降至目标水平。单功能肾或双侧肾动脉狭窄禁用ACEI/ARB。《2013ACCF/AHA外周动脉疾病指南》推荐的用于治疗单侧肾动脉狭窄并发高血压者的药物有ACEI（Ⅰ，A）、CCB（Ⅰ，A）和ARB（Ⅰ，B）；用于治疗肾动脉狭窄合并有高血压者的药物有β受体阻滞剂（Ⅰ，A）。

12

表 12-2 肾动脉狭窄不同病因的临床鉴别

	动脉粥样硬化	大动脉炎	纤维肌性发育不良
好发人群	中老年	年轻	年轻
性别*	男:女=7:3	男:女=2:8	男:女=2:8
危险因素	高血压、糖尿病、高脂血症、吸烟、家族史等	少见，易合并肺结核	少见
病因	动脉粥样硬化性	非特异性炎症	非炎性非动脉粥样硬化
病变部位	肾动脉近端	肾动脉开口	肾动脉中远段及分支
病理解剖	偏心性斑块内膜不光滑	全层病变 环形狭窄	狭窄后扩张/串珠样/动脉瘤/夹层
累及血管	主动脉、冠状动脉、颈动脉等	主动脉及一级分支开口	肾动脉、颈动脉、肠系膜动脉等
球囊扩张反应	非钙化病变反应好	差	好
药物治疗	戒烟、降压、抗血小板、调脂	降压、免疫抑制剂	降压
血运重建	支架植入术	单纯球囊扩张术	单纯球囊扩张术
预后	终末期肾病，预后差	预后不良	预后好

* 数据来源于我中心 2047 例肾动脉狭窄病例分析结果

经皮肾动脉介入治疗（详见介入章节）

相对安全可靠，已成为血运重建的首选方法。常见并发症有穿刺部位血肿、造影剂肾病和胆固醇栓塞等。

手术治疗

手术治疗包括肾动脉旁路移植术、肾动脉狭窄段切除术、肾脏自体移植术、肾动脉内膜剥脱术、脾-肾动脉吻合术等。目前主要应用于介入治疗无效或发生严重并发症、多分支狭窄、狭窄远端有动脉瘤形成或合并复杂主动脉病变等。如上述治疗无效，可行患肾切除术。

血运重建临床评价

控制血压、维持或挽救肾功能、预防急性肺水肿是RAS的主要治疗目的。目前血运重建术后血压控制结果定义：治愈：未服用降压药时收缩压 <140mmHg 且舒张压 <90mmHg；改善：与术前相比服用相同或更少的降压药物，收缩压 <140mmHg 和（或）舒张压 <90mmHg，或与术前相比服用相同或更少的降压药物时舒张压下降至少15mmHg；有效：治愈和改善；失败：与术前相比血压无改变或未能达到治愈或改善的标准。

（肖　嫣）

12

13

大动脉炎

大动脉炎（Takayasu arteritis，TA）指主动脉及其主要分支的慢性进行性非特异性疾病。病变多见于主动脉弓及其分支，其次为降主动脉、腹主动脉和肾动脉。主动脉二级分支如肺动脉、冠状动脉亦可受累。

发病机制尚不清楚；遗传（HLA-B＊52：01、HLA-B67）、性激素、感染、机体免疫功能紊乱以及细胞因子的炎症反应均可能相关。

多见于青年女性，30岁以前发病约占90%，男、女发病比例约为1：3.9。目前尚无关于大动脉炎的全球范围患病率的研究，根据已有各地区的研究，大动脉的患病率约为0.3/100万人年~2.6/100万人年。

病理特点

主要是全层动脉炎，早期血管壁炎症细胞（淋巴细胞、浆细胞）浸润，偶见多核巨细胞及多形核中性粒细胞，炎症细胞和平滑肌细胞迁移进入大动脉内膜，形成肉芽组织并局部增生，可伴有血栓形成，动脉壁中层发生弹力纤维降解和纤维化瘢痕，这些病变可导致血管节段性狭窄或闭塞、动脉扩张、动脉瘤形成或夹层动脉瘤。

临床表现

1. 全身症状

全身不适、易疲劳、发热、食欲不振、恶心、出汗、体重下降、肌痛、关节炎和结节红斑等症状；可急性发作，也可隐匿起病。

2. 局部症状体征

受累血管管腔狭窄或闭塞可表现为相应部位的缺血症状。常见的表现有：头痛、头晕、晕厥、卒中、视力减退；四肢间歇性活动疲劳；动脉搏动减弱或消失；血管杂音；两上肢收缩压差 >10mmHg。

3. 大动脉炎眼底表现

1908 年，日本眼科专家 Takayasu 首先描述（图 13-1）。

13

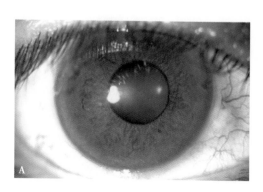

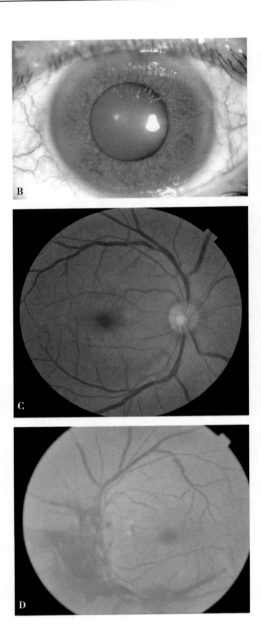

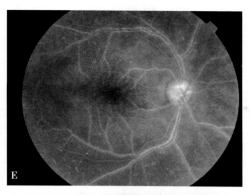

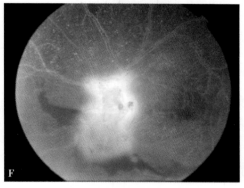

图 13-1　大动脉炎眼底表现

A、B. 长期慢性缺血导致双眼虹膜基质上大量新生血管；C. 右眼：后极大量微血管瘤，中外部视网膜静脉怒张；D. 左眼：视乳头新生血管形成、微血管瘤；后极大量微血管瘤、静脉充盈扩张、动脉变细、出血；E. 右眼荧光造影：血管壁着染、微血管瘤形成、外周毛细血管无灌注区；F. 左眼荧光造影：增殖性视网膜病变：视乳头区和盲点新生血管形成，视网膜前出血致荧光剂外漏，血管壁着染

自然病程

既往认为大动脉的病程分为三期：一期是系统性炎症阶段，即发热、头痛、体重减轻、乏力、肌痛、关节痛等，可急性发作，也可隐匿起病；二期是血管炎症阶段，如血管痛、颈动脉路径痛等；三期是缺血性表现阶段，即血管狭窄闭塞、动脉瘤形成的阶段，患者表现为神经系统症状、高血压、间歇性运动乏力等。但并不是所有的大动脉炎患者均出现以上三个阶段的症状体征，而且有些患者可能同时表现出多个阶段的症状体征。Kerr 等的研究发现 10% 的患者无症状，57% 的患者从未表现出系统性炎症的症状，而仅 33% 的患者有系统性炎症的表现。

分　型

Hata 大动脉炎分型（图 13-2 为国际常用分型）

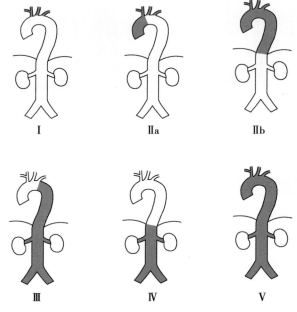

图 13-2　大动脉炎分型

Ⅰ型：头臂动脉型

Ⅱa型：升主动脉、主动脉弓及其分支

Ⅱb型：升主动脉、主动脉弓及其分支及胸降主动脉

Ⅲ型：胸降主动脉、腹主动脉和（或）肾动脉

Ⅳ型：腹主动脉和（或）肾动脉

Ⅴ型：Ⅱb+Ⅳ

诊断标准

1990 年美国风湿病学协会（ACR）诊断标准

（1）发病年龄≤40岁：出现症状或体征时年龄≤40岁；

（2）肢体间歇性运动障碍：活动时一个或更多肢体出现乏力、不适或症状加重，尤以上肢明显；

（3）肱动脉搏动减弱：一侧或双侧肱动脉搏动减弱；

（4）血压差 > 10mmHg：双侧上肢收缩压差 > 10mmHg；

（5）锁骨下脉或主动脉杂音：一侧或双侧锁骨下动脉或腹主动脉闻及杂音；

（6）动脉造影异常发现：主动脉一级分支或上下肢近端的大动脉狭窄或闭塞，病变常为局灶或节段性，且不是由动脉粥样硬化、纤维肌性发育不良或其他原因引起。

同时具备上述 3 条或 3 条以上标准诊断为大动脉炎。此诊断标准的敏感性和特异性分别是 90.5% 和 97.8%（表 13-1）。

表 13-1　Ishikawa 标准修订版（供参考）

标准	临床定义
主要标准	
1. 左锁骨下动脉中段病变	造影示狭窄最重部位在椎动脉开口近端 1cm 至开口远端 3cm 之间
2. 右锁骨下动脉中段病变	造影示狭窄最重部位在椎动脉开口至开口远端 3cm 之间

续表

标准	临床定义
3. 典型症状（至少持续 1 个月）	肢体间歇性运动障碍、无脉、无血压或双上肢压差 > 10mmHg、发热、颈痛、黑矇、视力障碍、晕厥、乏力、呼吸困难

次要标准

1. 血沉升高	无法解释的持续性血沉 > 20mm/h
2. 颈动脉触痛	单/双侧颈动脉触痛（除外颈部肌肉痛）
3. 高血压	持续性血压升高，上肢 > 140/90mmHg 或下肢 > 160/90mmHg
4. 主动脉瓣反流或关闭不全	听诊、多普勒超声或造影证实
5. 肺动脉病变	叶或段肺动脉闭塞；或肺动脉干或单/双侧肺动脉狭窄、动脉瘤、管腔不规则病变
6. 左颈总动脉中段病变	狭窄闭塞最严重部位在左颈总动脉开口 2cm 以远的中段 5cm 长的病变
7. 头臂动脉干远端病变	狭窄闭塞最严重部位在头臂干远端
8. 降主动脉病变	狭窄、扩张、动脉瘤、管腔不规则（不包括单纯迂曲）
9. 腹主动脉病变	狭窄、扩张、动脉瘤、管腔不规则
10. 冠脉病变	< 30 岁，无心血管危险因素如高脂血症、糖尿病

具备：2 条主要标准；或 1 条主要标准 +2 条次要标准；或 4 条次要标准即可诊断大动脉炎。此诊断标准的特异性和敏感性均为 96%

鉴别诊断

1. 先天性主动脉缩窄

男性多见，血管杂音限于心前区及背部，全身无炎症活动表现，胸主动脉影像学检查可见特定部位狭窄（婴儿在主动脉峡部，成人位于动脉导管相接处）。

2. 动脉粥样硬化

大动脉炎发病年龄较动脉粥样硬化早，且大动脉炎多为女性；大动脉炎者多无动脉粥样硬化相关危险因素，如高脂血症、糖尿病、吸烟等；造影示大动脉炎多为累及血管开口或近段的长段弥漫性病变，而动脉粥样硬化则以钙化斑块为主；造影时，与动脉粥样硬化相比，大动脉炎病变球囊压力和弹性回缩力更大，常需多次扩张，且多有残余狭窄。

3. 肾动脉纤维肌性发育不良

女性多见，累及肾动脉远端2/3及分支狭窄，伴狭窄后扩张或动脉瘤，无大动脉炎炎症表现，病理示血管壁中层发育不良。

4. 血管栓塞性脉管炎

好发于有吸烟史的年轻男性，主要累及四肢中小动静脉，下肢常见。临床表现为肢体缺血、剧痛、间歇性跛行，足背动脉搏动减弱或消失，游走性浅表静脉炎，重症可有肢端溃疡或坏死等。

5. 白塞病

常有口腔溃疡、外阴溃疡、葡萄膜炎、结节红斑等，针刺反应阳性。

6. 结节性多动脉炎

主要累及内脏中小动脉。

活 动 性

常用 NIH 标准

包括：①全身症状：如发热、肌痛、血管痛等；②血沉升高；③受累血管有缺血与炎症表现：如患肢间歇性活动疲劳，动脉搏动减弱或消失，血管杂音，动脉路径痛，上肢或下肢血压不对称；④造影可见典型的血管损害。活动性判断：上述表现中的 2 条或 2 条以上出现新发或加重；或每项表现为 1 分，≥2 分。

标准

组织病理学检查，仅有 20% 组织病理学显示处于活动期的患者，临床表现上为活动期。

并 发 症

常见的并发症包括高血压、视网膜病、主动脉瓣反流、动脉瘤形成。

主要并发症定义为符合以下 4 种并发症的其中 1 种或虽未达到下述标准，但有 ≥2 个并发症：①微血管瘤形成（眼底 ≥2 级）；②上肢收缩压 ≥200mmHg 或下肢收缩压 ≥230mmHg，或舒张压 ≥110mmHg；③主动脉瓣反流 + + + 或 + + + +；④血管造影示动脉瘤直径 ≥正常的 2 倍。

表 13-2　严重程度分组

分组	临床表现	5 年生存率（%）
I	无并发症，有或无肺动脉受累	100
IIa	有一种并发症（未达到主要并发症的标准）	100
IIb	有一种主要并发症	70~80
III	有 ≥2 种主要并发症	70~80

临床缓解

1. 大动脉炎缓解

临床症状消失，大动脉炎活动性生物指标恢复正常水平，多次影像学检查未发现新发的血管损害。

2. 大动脉炎改善或部分缓解

虽未治愈，但糖皮质激素的剂量可较初始剂量减少 50%。

3. 大动脉炎完全缓解或持续性缓解

大动脉炎活动性生物指标恢复正常水平，多次影像学检查未发现新发的血管损害，糖皮质激素或免疫抑制剂完全停药或仅需糖皮质激素 6mg qd，且疗程超过 6 个月。

实验室检查

血沉和 C 反应蛋白判断大动脉炎活动性的特异性和敏感性均较差；行结核菌素实验如发现活动性结核灶应抗结核治疗，强阳性者经仔细检查后仍不能除外结核感染时，可试验性抗结核治疗；少数血常规异常（白细胞增高或血小板增高、慢性轻度贫血），高免疫球蛋白血症比较少见。基质金属蛋白酶 9、穿透素 3 是近年来发现的活性指标。

影像学检查

1. 血管造影

能较好地显示血管长期病变特点，对病变部位及长度的诊断的可靠性较高，还可指导治疗。但不适用于病变的早期诊断，而且由于其有创且需大量射线，故不适于长期随访。

2. CTA

方便无创，能显示管腔管壁的病变，估测血管内血流速度，显示病变的长度及程度，发现侧支，多用于中晚期诊断。但不适于早期诊断，而且需大量射线。

3. MRA

可用于病变的早期诊断（管壁增厚水肿），诊断病变与血沉、C 反应蛋白正相关；能清楚地显示管壁厚度及管腔形状（尤其是降主动脉），诊断准确率与造影相当。但价格昂贵，有时可夸大分支血管狭窄程度，对远端血管及钙化病变显影差。

4. 血管超声

可用于病变的早期诊断（管壁炎症），能区分血管炎与动脉粥样硬化，方便无创，适用于疾病的随访及判断活动性。但无法判断血管形态学的综合变化，难以发现某些部位的血管病变，如肺动脉、胸腹主动脉等，而且诊断的准确性依赖于操作者的熟练程度。

5. ^{18}F-FDG-PET

适用于大动脉炎早期诊断，监测活动性及治疗反应性；早期非典型大动脉炎的筛查；监测早期大动脉炎血管壁炎性改变上优于 MRA；可鉴别动脉粥样硬化与血管炎。以最大 SUV 值 = 2.1 作为节点，诊断大动脉炎的特异性和敏感性分别为 92% 和 93%，阳性预测值和阴性预测值分别为 96% 和 85%。但价格昂贵，无法判断管壁结构及血流速度。总之，MRA、血管超声和 ^{18}F-FDG-PET 可用于疾病的早期诊断，但 ^{18}F-FDG-PET 对管壁炎性改变较敏感，而 MRA 对管壁水肿较敏感，由于炎症改变早于管壁水肿和形态改变，故在早期诊断上 ^{18}F-FDG-PET 优于 MRA。

女性，25 岁，诊断为大动脉炎，血沉、C 反应蛋白均正常，行 ^{18}F-FDG-PET 检查（图 13-3），结果显示患者主动脉弓、左锁骨下动脉、腹主动脉肾上极水平代谢明显活跃，表明疾病处于活动期。

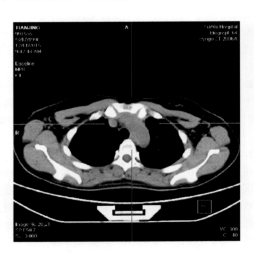

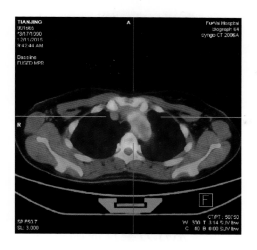

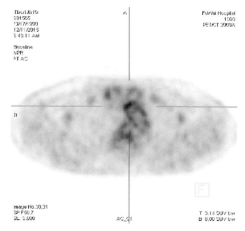

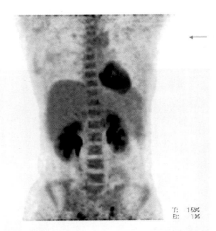

图 13-3　大动脉炎¹⁸F-FDG PET 表现

治疗方案及原则

本病约 20% 为自限性，如无症状可随访观察。发病时合并上呼吸道、肺部或其他脏器感染者，应积极控制感染；高度怀疑结核菌素感染者，应同时抗结核治疗。

根据病程选择治疗方案

慢性期：如无症状，疾病稳定，可随访观察；如血管阻塞危及脏器血运需行血管重建治疗。

活动期：尽早适量进行抗炎，疗程要足，停药要慢；为手术禁忌，即使解剖上非常适合经皮介入或外科手术治疗，也必须在炎症控制 2 个月以上方可考虑手术治疗。

药物治疗

（1）糖皮质激素：激素对大动脉炎活动仍是主要的一线治疗药物，及时有效的治疗可有效改善症状、缓解病情。一般口服泼尼松每日 1mg/kg；维持 3～4 周后逐渐减量，减总量的 5%～10%。通常以血沉和 C 反应蛋白下降趋于正常为减量的指标。剂量减至每日 5～10mg 时，应长期维持 3～6 个月。60% 可达到缓解，但 50% 以上者复发。

减量过程中复发或血沉再次升高建议激素加大到减量前剂量。激素的不良反应有肾上腺抑制、机会性感染、骨质疏松、高血压、糖尿病、促进动脉粥样硬化、激素性肌病、白内障、青光眼、睡眠障碍、情绪障碍症、精神疾病。长期使用激素需注意同时防治骨质疏松、消化道不适等。

阜外经验：0.5mg/（kg·d）即可达到临床缓解，同时可减少大剂量激素带来的副作用，提高患者的依从性。

（2）免疫抑制剂：适用于激素抵抗、激素减量过程中的复发、激素严重副反应。常见药物有甲氨蝶呤、硫唑嘌呤和环磷酰胺等。甲氨蝶呤：推荐起始剂量为每周 0.3mg/kg，最大维持量为每周 25mg；硫唑嘌呤：每日 2~3mg/kg；环磷酰胺：每日口服 2mg/kg 或冲击治疗，每 3~4 周 0.5~1.0g/m² 体表面积；新一代的免疫抑制剂如环孢素、霉酚酸酯、来氟米特等疗效有待证实。免疫抑制剂给药过程中应监测血、尿常规、肝肾功能等，以监测不良反应的发生。

（3）生物制剂：近年来有报道使用肿瘤坏死因子（TNF）拮抗剂可改善大动脉炎患者症状，使炎症指标好转。TNF-α 受体阻滞剂如英夫利西，适用于对常规治疗（激素及免疫抑制剂）抵抗者及难治性大动脉炎。

（4）扩血管、抗血小板药物：可显著降低缺血事件发生率。小剂量阿司匹林能显著降低大动脉炎患者缺血事件（急性心肌梗死，不稳定心绞痛，短暂性脑缺血发作，脑卒中，急性肢端缺血和急性内脏缺血）的发生。故所有大动脉炎患者，尤其是有动脉狭窄闭塞的患者，可常规给予小剂量阿司匹林。

（5）调脂：大动脉炎者易早发动脉粥样硬化，对大动脉炎合并动脉粥样硬化者，需及早给予他汀类降脂药治疗。

血运重建

病程长、侧支循环丰富的病变，无须再血管化治疗；对于长段、纤维化、钙化病变，不适合介入。

介入治疗适应证

狭窄程度 >70% 或动脉显著狭窄引起血流动力学改变

（跨狭窄部位峰值压力阶差至少 50mmHg，跨狭窄部位压差至少 20mmHg），同时处于非活动期。介入治疗首选经皮球囊扩张成形术；切割球囊多能获得较好的效果；球囊扩张成形术失败可行血管内支架植入术，其再狭窄率可达 50%。

手术适应证

严重肾动脉狭窄引起的高血压，肢体间歇性运动障碍，动脉瘤进行性增大有引起夹层或破裂的风险，脑血管缺血表现或 ≥3 支脑血管狭窄-闭塞，冠状动脉狭窄，中重度主动脉瓣反流，严重主动脉瓣狭窄等。5 年并发症发生率 44%；将近 1/3 需再次手术。外科手术需在炎症控制 2 个月以上方可施行，活动期干预则失败率可高 7 倍。主要的外科手术术式包括：①单侧或双侧颈动脉狭窄引起的脑部严重缺血或视力明显障碍者，行主动脉及颈动脉人工血管重建术、内膜血栓摘除术或颈部交感神经切除术。②胸或腹主动脉严重狭窄者，可行人工血管重建术。③单侧或双侧肾动脉狭窄者，可行肾脏自身移植术、血管重建术和支架植入术，患侧肾脏明显萎缩者可行肾切除术。④冠状动脉狭窄可行冠状动脉搭桥术。

大动脉炎与高血压

1. 大动脉炎引起高血压的原因

（1）肾动脉狭窄：最多见的原因，表现为上下肢血压均较高；

（2）降主动脉狭窄：主要为机械性梗阻造成局域性高血压，表现为上肢血压高、下肢血压不高甚至较低；

（3）腹主动脉狭窄：累及肾动脉开口或肾水平以上腹主动脉受累会致血压升高，若腹主动脉狭窄局限于肾动脉开口水平以下，则主要表现为双下肢缺血症状，而对血压影响较小；

（4）主动脉瓣反流：主要表现为收缩压升高，舒张压不高，脉压较大；

（5）其他原因：如大动脉炎引起血管僵硬度增加、颈动脉狭窄致压力感受器敏感性下降等。此类患者血压特点多类似原发性高血压，表现为高血压发病年龄较大，晚于大动脉炎诊断年龄，多合并有高脂血症、糖尿病等心血管危险因素、血压水平不太高且易于控制。

2. 大动脉炎致高血压的特点

发病年龄较早，常为大动脉炎患者就诊的首要原因，血压程度高且难以控制。部分患者由于上肢和（或）下肢血管受累，四肢血压不高甚至很低，但已出现高血压亚临床靶器官损害或高血压并发症，通过血管造影时直接测定升主动脉根部中心动脉压可明确诊断，应及时给予治疗，减少和预防心血管事件的发生。

大动脉炎合并高血压者动态血压监测多为非构型，监测时应选择锁骨下动脉未受累侧的肢体。

大动脉炎累及主动脉瓣

发生率约 29.4%，是发生左心衰竭的主要原因之一。无症状的中度反流，瓣膜替换术须慎重；重度或有症状的中度反流可考虑首选带瓣人工血管组件或同种带瓣主动脉行主动脉根部置换术。术后瓣周漏的发生率较高，其发生原因可能是扩大的瓣环植入人工瓣后所受的张力较大，机械瓣叶在启闭时对自然瓣环也产生一定的张力，加上炎性瓣环的脆弱，人工瓣与自然瓣环不易愈合，易造成瓣周漏甚至瓣撕脱。

大动脉炎累及冠状动脉

患病率约 10%～30%，心脏事件发生率较高。保守治疗预后往往较差，推荐实施冠状动脉搭桥术，尽可能应用全静脉桥。经皮冠状动脉成形术再狭窄率高。

大动脉炎累及冠脉机制包括：①主动脉壁纤维增厚压迫冠脉开口；②炎症直接蔓延；③冠脉内皮受损，加快动脉粥样硬化；④血小板活性增强，促进血栓形成发展。

冠状动脉损伤分型包括：Ⅰ型：冠状动脉口以及冠状动脉近端的狭窄或闭塞病变；Ⅱ型：弥漫性或局限性冠状动脉炎症损伤；Ⅲ型：冠状动脉瘤。其中Ⅰ型最为常见（开口：35.5%，近端：27.2%），罕见冠状动脉瘤形成。

小结 大动脉炎为慢性进行性血管病变。对所有大动脉炎患者均需要进行大血管影像学检查及长期随访,动态观察动脉受累情况。预后主要取决于高血压的程度及重要脏器的累及情况。受累后的动脉一般侧支循环形成丰富,故发生脏器缺血坏死少见。糖皮质激素或联合免疫抑制剂积极治疗可改善预后,但减量或停药有复发可能。血管重建能改善缺血,但远期有一定的再狭窄率。

大动脉炎诊治流程见图 13-4。

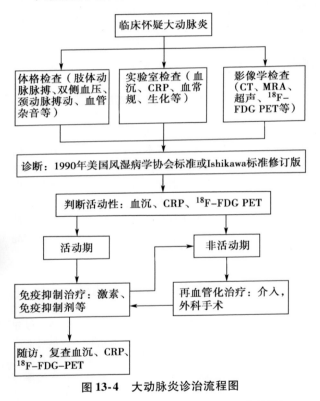

图 13-4 大动脉炎诊治流程图

(张慧敏)

睡眠呼吸暂停综合征

成人睡眠呼吸暂停综合征（sleep apnea syndrome，SAHS）是指睡眠过程中由于各种原因引起上气道部分或完全闭塞，夜间反复发生低氧血症、高碳酸血症和睡眠结构紊乱，导致白天嗜睡、心脑肺血管并发症乃至多脏器损害，严重影响患者的生活质量和寿命。包括阻塞性睡眠呼吸暂停低通气综合征（obtrusive sleep apnea hypopnea syndrome，OSAHS）、中枢性睡眠呼吸暂停综合征（CSAHS）、睡眠低通气综合征（SHS）等。临床上以 OSAHS 最为常见，国外资料显示 OSAHS 在成年人中的患病率为 2% ~ 4%，是多种全身疾患的独立危险因素。

SAS 与高血压常合并发生，是继发性高血压的重要原因。OSAHS 是独立于年龄、肥胖、吸烟等引起高血压的危险因素之一，50% ~92% 的 OSAHS 患者合并有高血压，而30% ~50% 的高血压患者同时伴有 OSAHS。我国 OSAHS 人群的高血压患病率为 56.2%。与 OSAHS 相关联的高血压称为阻塞性睡眠呼吸暂停相关性高血压，是一个不可忽视的高血压高发人群，是冠心病、心律失常、脑卒中等多种疾病的独立危险因素，可造成多系统器官功能损害。

主要危险因素

（1）肥胖：体重指数（body mass index，BMI）≥28kg/m²

时 OSAHS 患病率明显增加，比 BMI <24kg/m² 增加 10 倍。

（2）年龄：成年后随年龄增长患病率增加；女性绝经期后患病者增多，70 岁以后患病率趋于稳定。

（3）性别：生育期内男性患病者明显多于女性。

（4）上气道解剖异常：包括鼻腔阻塞（鼻中隔偏曲、鼻甲肥大、鼻息肉、鼻部肿瘤等）、Ⅱ°以上扁桃体肥大、软腭松弛、悬雍垂过长过粗、咽腔狭窄、咽部肿瘤、咽腔黏膜肥厚、舌体肥大、舌根后坠、下颌后缩、颞颌关节功能障碍及小颌畸形等。

（5）家族史。

（6）长期大量饮酒和（或）服用镇静催眠药物或肌肉松弛药物。

（7）长期吸烟。

（8）其他相关疾病：包括甲状腺功能低下、肢端肥大症、垂体功能减退、淀粉样变性、声带麻痹、小儿麻痹后遗症或其他神经肌肉疾患（如帕金森病）、长期胃食管反流等。

OSAHS 引起高血压的机制

OSAHS 引起高血压是多机制的。反复发作的间歇性低氧、高碳酸血症、神经及体液调节障碍与交感神经系统过度兴奋相互作用，可引起心率增加，心肌收缩力增加，心排出量增加，全身血管阻力增加，均可导致高血压。其中交感神经活性增强最为关键。交感神经活性增强使血浆儿茶酚胺水平增加，阻力小动脉收缩增强，外周血管阻力升高而致高血压。其次引起高血压的机制还有睡眠结构紊乱、胸内负压增高所致的机械效应、氧化应激和炎症等。

OSAHS 相关性高血压临床特点

OSAHS 临床表现

夜间睡眠过程中打鼾且鼾声不规律，呼吸及睡眠节律紊乱，反复出现呼吸暂停及觉醒，或患者自觉憋气，夜尿增多，晨起头痛（可能是 CO_2 潴留引起）、口干（张口呼吸引起），白天嗜睡明显，记忆力、注意力下降，重者可出现心理、智力、行为异常；并可能合并有冠心病、心律失常（以慢-快为主）及脑卒中、2 型糖尿病及胰岛素抵抗等，并可有进行性体重增加。

血压特点

（1）夜间及晨起血压升高，日间高血压或日间血压正常：清晨睡醒时血压较睡前血压明显升高，白天及晚间睡前血压较低。可表现为隐匿性高血压。

（2）血压节律紊乱：动态血压示血压曲线为"非杓型"，甚至"反杓型"。

（3）单纯药物治疗降压效果较差：虽经多种药物联合、多次调整降压方案，仍很难将血压维持在正常范围内，血压的控制依赖于 OSAHS 的有效治疗，一定程度上可减少降压药用量，少数患者甚至可以停服降压药物。

（4）伴随着呼吸暂停的血压周期性升高：结合动态血压和多导睡眠呼吸监测（polysomnography，PSG），可见夜间随着呼吸暂停的反复发生，血压表现为反复发作的一过性升高，且高峰值一般出现在呼吸暂停事件的末期、刚恢复通气时。

OSAHS 相关性高血压高危人群的识别

患者血压增高同时存在以下情况应警惕是否有呼吸暂停：肥胖；伴鼻咽及颌面部解剖结构异常；睡眠过程中打鼾，白天嗜睡明显，晨起头痛、口干；顽固性高血压或隐匿性高血压，晨起高血压，或血压节律呈"非杓型"或"反杓型"改变的高血压；夜间反复发作难以控制的心绞痛；夜间难以纠正的心律失常；顽固性充血性心力衰竭；顽固性难治性糖尿病及胰岛素抵抗；不明原因的肺动脉高压；不明原因的夜间憋醒或夜间发作性疾病。

实验室检测

PSG

整夜 PSG 是诊断 OSAHS 的金标准，包括脑电图、眼电图、下颌肌电图、心电图、口鼻呼吸气流、胸腹呼吸运动、血氧饱和度（SpO_2）、体位、鼾声及胫前肌肌电图等。应用指征为：①临床怀疑 OSAHS 相关性高血压者，如睡眠打鼾、肥胖、白天嗜睡等，同时伴随血压的特征性改变；②临床其他症状体征支持患有睡眠障碍，如夜间哮喘或神经肌肉疾患影响睡眠；③难以解释的白天低氧血症或红细胞增多症；④原因不明的心律失常、夜间心绞痛和肺动脉高压；⑤监测患者夜间睡眠时低氧程度，为氧疗提供客观依据；⑥评价治疗手段的治疗效果。

夜间分度 PSG 监测是在同一晚的前 2～4 小时进行 PSG 监测，之后进行至少 3 小时以上的持续气道正压通气（continuous positive airway pressure，CPAP）压力滴定。仅推荐以下情况采用：呼吸暂停低通气指数（apnea hypopnea index，AHI，指平均每小时呼吸暂停与低通气的次数之和）＞15 次/h，反复出现持续时间较长的呼吸暂停或低通气，伴严重低氧血症，后期快动眼睡眠期增多。

午后短阵睡眠 PSG 监测对白天嗜睡明显者可试用，需保证 2～4 小时的睡眠时间。

睡眠评估

1. 打鼾程度评估

（1）睡眠时有无打鼾（患者同病房人员描述）；

（2）打鼾程度分级：

轻度：鼾声较正常人呼吸声音粗重；

中度：鼾声响亮程度大于普通人说话声音；

重度：鼾声响亮以致同一病房的病友无法入睡。

（3）鼾声是否规律，有无呼吸暂停，估计暂停持续时间；

（4）是否反复觉醒；

（5）是否夜尿增多；

（6）晨起是否精神不佳、头晕、头痛，是否有记忆力进行性下降、性格变化，如急躁易怒、行为异常。

2. 嗜睡程度评估

采用 Epworth 嗜睡评分量表进行评估（表 14-1）。标准：1～8 分：正常；9～15 分：嗜睡；16～24 分：过度嗜睡。

3. 初筛诊断

便携式 PSG 监测，如单纯 SpO_2 监测，口鼻气流＋鼾声＋SpO_2 监测＋胸腹运动等。

表 14-1　Epworth 嗜睡评分量表（分）

在以下情况有无打盹、嗜睡的可能性	从不 （0）	很少 （1）	有时 （2）	经常 （3）
坐着阅读时				
看电视时				
在公共场所坐着不动时（如在剧场或开会）				
长时间坐车时中间不休息（超过 1 小时）				
坐着与人谈话时				
饭后休息时（未饮酒时）				
开车等红绿灯时				
下午静卧休息时				

4. 动态血压

对于血压升高、血压节律明显紊乱，同时伴有睡眠打鼾患者，可与 PSG 同时进行动态血压监测，以了解血压随呼吸暂停缺氧程度的变化。

5. 其他实验室检查

血常规、血糖、血脂、X 线胸片、心电图、心脏超声等。

诊　断

1. 高血压诊断

采用 2010 年中国高血压防治指南诊断标准。

2. OSAHS 诊断

病史 + 体征 + PSG 监测结果。

诊断标准：

病史：临床典型的夜间睡眠打鼾伴呼吸暂停、日间嗜睡（ESS 评分≥9 分）等症状；

体征：上气道任何部位的狭窄及阻塞；

PSG 监测：AHI≥5 次/小时；

日间嗜睡不明显（ESS＜9 分），但 AHI≥10 次/小时或 AHI≥5 次/小时，存在认知功能障碍、冠心病、脑血管疾病、糖尿病和失眠等 1 项或 1 项以上合并症者也可确立诊断。

3. OSAHS 相关性高血压的诊断

高血压合并 OSAHS。

4. OSAHS 病情分度

根据 AHI 判断 OSAHS 的程度，根据最低血氧饱和度判断血氧程度。

程度	AHI（次/小时）	最低 SaO$_2$（%）
轻度	≥5，且 ≤15	≥85，且 <90
中度	>15，且 ≤30	≥80，且 <85
重度	>30	<80

5. 除外诊断

除外其他继发性高血压如原醛症、肾动脉狭窄、嗜铬细胞瘤等；

除外其他有打鼾、白天嗜睡等表现的疾病，如单纯鼾症、上气道阻力综合征、肥胖低通气综合征等。

治 疗

针对 OSAHS 的治疗

1. 病因治疗

纠正引起或加重 OSAHS 的基础疾病，如应用甲状腺素治疗甲状腺功能减低等。

2. 改变生活方式

治疗基础。减肥、戒烟戒酒、白天避免过于劳累、慎用镇静催眠药及其他可引起或加重 OSAHS 的药物、侧卧睡眠等。

3. 无创气道正压通气治疗

目前成人最为肯定的治疗方法，包括普通及智能型 CPAP（AutoCPAP）通气和双水平气道正压通气（BiPAP），CPAP 最常用。有 CO$_2$ 潴留、合并 COPD 者建议 BiPAP。

（1）CPAP 治疗适应证：①中、重度 OSAHS 患者（AHI > 15 次/小时）；②轻度 OSAHS（AHI 5 ~ 15 次/小时）患者但症状明显，合并或并发心脑血管疾病和糖尿病等；③手术前、后的辅助治疗和手术时的非手术治疗；

④口器矫正器治疗后仍存在 OSAHS 者。

（2）以下情况应慎用：胸部 X 线或 CT 检查发现肺大疱；气道内分泌物、不合作；气胸或纵隔气肿；血压明显降低（低于 90/60mmHg），或休克时；急性心肌梗死患者血流动力学指标不稳定者；脑脊液漏、颅脑外伤或颅内积气；急性中耳炎、鼻炎、鼻窦炎感染未控制时；未控制的胃肠道出血；青光眼。

（3）滴定前的工作：①进行鼻腔及鼻咽部检查：若患者有鼻腔阻塞因素及过敏性鼻炎等需在压力滴定去进行必要处理；②对患者进行充分解释；③查 X 线胸片；④选择合适的鼻罩、鼻面罩、全脸面罩、鼻枕，习惯性张口呼吸患者选择下颌托；⑤滴定前及滴定次日清晨测量血压、行动脉血气分析检查。

（4）CPAP 治疗疗效体现：睡眠期鼾声和憋气消退，无间歇性缺氧，SpO_2 正常，（最佳效果：AHI < 5 次/小时，最低 SpO_2 > 90%）；白天嗜睡明显改善或消失，其他伴随症状如抑郁症显著好转或消失；相关并发症如高血压、冠心病、心律失常、糖尿病等得到改善。

4. 口腔矫正器

5. 外科治疗

仅适合于手术确实可以解除上气道阻塞的患者。

针对高血压的药物治疗

目前尚无证据表明有任何特殊的抗高血压药物能够直接减轻睡眠呼吸暂停的严重程度。

1. 可选用的药物

（1）RAAS 抑制剂：ACEI 或 ARB，首先推荐。ACEI 能明显降低 24 小时收缩压和舒张压，对睡眠各阶段均有降压作用，且可改善患者呼吸暂停及睡眠结构的作用，可降低 AHI，纠正血压昼夜节律紊乱。

（2）CCB：对 REM 期血压无明显降压作用。

（3）螺内酯：难治性高血压患者中，醛固酮水平与 OSAHS 的严重程度（AHI）呈正相关，给予螺内酯后，既能降低血压，也可显著降低 AHI。故建议对于不能耐受或不接受 CPAP 治疗的、合并难治性高血压的中重度 OSAHS 患者，可给予螺内酯治疗。

2. 不宜选用的药物

（1）β受体阻滞剂：OSAHS夜间缺氧——心动过缓，β受体阻滞剂可使支气管收缩而增加呼吸道阻力致夜间缺氧更严重，进一步加重心动过缓甚至导致心脏停搏。

（2）可乐定：可加重睡眠呼吸紊乱。

抗血小板治疗

OSAHS相关性高血压患者血液黏稠度增高，应抗血小板，且对于高血压患者，阿司匹林或其他抗血小板药可显著降低心脑血管疾病相关的致死率，改善预后。

OSAHS相关性高血压的筛查流程见图14-1。

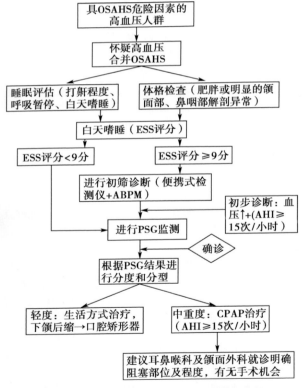

图14-1 OSAHS相关性高血压的筛查流程

（张慧敏）

15

单基因致病性高血压

单基因致病性高血压是指单个基因突变引起的高血压，一般符合孟德尔遗传规律，多在青少年时期就发病，往往表现为恶性或难治性高血压，心脏、脑、肾脏等重要脏器的损伤常常严重。该类疾病之前因检查手段受限等问题而罕见报道，没有明确的发病率资料。

临床特点

表现为"难治性高血压"：服用 3 ~ 4 种降血压药物而血压仍然不能达标；

发病年龄早：通常发病年龄早于 35 岁；

靶器官损害重：脑卒中、心力衰竭、心肌梗死、慢性肾功能不全常见；

传统诊断方法无法确诊：必须要依靠基因测序技术才能完成诊断；

防治有效：由于单基因高血压有明确的致病原因，针对性的特异治疗往往效果较好，并且能够通过筛查直系亲属，发现携带基因突变的家庭成员，实现早期诊断、针对性治疗和改善预后；

遗传阻断：因致病基因明确，故可通过生殖技术，阻断家族遗传。

遗传基础及常见分类

基因突变直接影响肾小管的远曲小管和（或）集合

管细胞的离子通道转运系统相关蛋白功能。

1. Liddle 综合征（图 15-1、图 15-2）

又称为假性醛固酮增多症。常染色体显性遗传病。肾脏远曲小管和集合管上皮细胞膜上含有上皮钠通道（ENaC）基因突变，使钠重吸收活性增加引起高血压。临床症状类似原发性醛固酮增多症，以早发性高血压、低钾血症（部分血钾正常）、代谢性碱中毒为临床特征。钠通道基因 SCNN1B 或 SCNN1G 发现致病突变即可确诊。

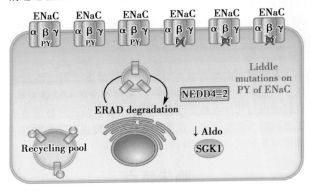

图 15-1 Liddle 综合征发病机制示意图：钠通道（ENaC）基因发生突变（X），导致 ENaC 过度表达，在肾小管上皮细胞膜上表现出过度的钠重吸收能力，引起高血压。（Ronzaud C，Staub O. Physiology，2014，29：16-26.）

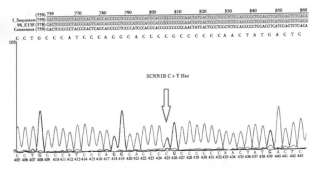

图 15-2 Liddle 综合征患者测序结果：红色箭头所指是 ENaC 钠通道编码基因 SCNN1B 突变

ENaC 阻断剂如阿米洛利或氨苯蝶啶能够有效控制 Liddle 综合征患者血压，纠正电解质紊乱和碱中毒，改善患者预后。常规抗高血压药物治疗无效。

2. Gordon 综合征

又称假性醛固酮减少症 Ⅱ 型（PHA Ⅱ）。常染色体显性遗传病。该病是由于肾小管上皮细胞钾通道相关调控基因如 WNK1 等的突变，导致肾小管钠氯重吸收增加，同时影响了内流钾离子通道蛋白（ROMK）的功能使排钾减少。从而出现高血压、高血钾等临床症状。患者还可出现轻度高氯血症、代谢性酸中毒和肾素水平降低等。高钾血症是其特点。WNK1、WNK4、KLHL3、CUL3 等基因发现致病突变可确诊。氢氯噻嗪能够有效纠正患者的电解质紊乱和高血压。

3. 拟盐皮质激素增多症（SAME）

常染色体隐性遗传病。正常情况下，11β-羟固醇脱氢酶 Ⅱ 对皮质醇起灭活作用，减少皮质醇对盐皮质激素受体的激活作用。当该酶的基因 HSD11B2 发生突变时，可导致酶活性缺乏，皮质醇过量，从而产生水钠潴留和血容量增加的效应。临床以低肾素型高血压、低醛固酮、代谢性碱中毒、高钠血症、低钾血症为特征。儿童临床症状较重，表现为生长发育不良，严重甚至致命的高血压，发生脑卒中死亡的患者大于 10%。SAME 的治疗包括纠正致命性的低钾血症和高血压。地塞米松可通过抑制皮质醇水平和逐步降低血压使血钾逐渐恢复正常。

4. 妊娠加重型高血压

常染色体显性遗传病。由于醛固酮受体 NR3C2 基因突变导致该受体的特异性被改变，可被其他物质尤其是孕酮异常激活，使肾水钠重吸收增加而出现高血压。由于女性在孕期时孕酮显著升高（约为正常的 100 倍），这类患者在妊娠期的血压陡然增高，以至于有些妊娠妇女不得不终止妊娠。并且出现低钾血症、尿钙过多，严重者还可出现水肿、蛋白尿、神经系统症状等。

基因突变导致肾上腺类固醇合成异常（图 15-3）

1. 家族性醛固酮增多症

（1）家族性醛固酮增多症 Ⅰ 型（FH-1）：亦称为糖

15

皮质激素可抑制性醛固酮增多症（GRA），常染色体显性遗传性疾病，是由于细胞减数分裂时发生错误交换，造成醛固酮合成酶基因（CYP11B2）的编码区转移到 11β-羟化酶（CYP11B1）基因的启动子下游，醛固酮合成不再受肾素和体内钾平衡调节，而是由促肾上腺皮质激素（ACTH）控制，导致醛固酮合成持续升高。其临床特征与原发性醛固酮增多症一致，这类患者可出现早发的脑血管意外，多为出血性卒中，死亡率较高。地塞米松抑制试验、尿类固醇检测、肾上腺影像等也可用于该病的鉴别诊断。

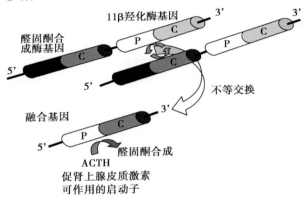

图 15-3 基因融合示意图：P 为基因启动子序列，C 为编码序列；减数分裂错误后，11β-羟化酶基因的启动子区域融合至醛固酮合成酶基因上游，调控醛固酮合成。

（2）家族性醛固酮增多症 Ⅱ 型（FH-2）：常染色体显性遗传疾病。其致病基因已经被定位于染色体 7p22，但是尚未被发现。其激素及生化改变与 FH-1 十分相似，但血压不能被地塞米松抑制。多数患者出现肾上腺皮质增生或肾上腺瘤。除了 FH Ⅱ 具有家族史外，目前还没有方法将其与非遗传的原发性醛固酮增多症区分。

（3）家族性醛固酮增多症 Ⅲ 型（FH-3）：由编码内向整流钾离子通道 Kir3.4 的基因 KCNJ5 突变导致。该基因突变导致 Kir3.4 的选择性丧失，肾上腺皮质球状带细胞去极化，钙内流增加，导致醛固酮持续高合成以及肾上腺增生。该基因的临床表现与上述 Ⅰ 和 Ⅱ 型相似，遗传模式为常染色体显性遗传。

2. 先天性肾上腺皮质增生症（CAH）

包括11β-羟化酶缺乏症，17α-羟化酶缺乏症，21-羟化酶缺乏症。是由编码这三种酶的基因 CYP11B1、CYP17A1、CYP21A2 突变导致的常染色体隐性遗传疾病。以低肾素性高血压伴第一、第二性征发育异常为临床特点。基因检测发现纯合致病突变或复合杂合突变确诊。糖皮质激素是治疗的主要药物，剂量应维持在能充分抑制症状、保持正常生长的最小剂量。

3. 家族性糖皮质激素抵抗（FGR）

呈常染色体显性遗传，由 NR3C1 基因突变导致，以全身性、局部或靶器官特异性的糖皮质激素抵抗为特征。临床表现具有很大差异性，可从严重到无临床症状，仅出现生化指标改变。临床表现主要为盐皮质激素和雄激素过多所致的相关症状。患者可出现高血压、低钾血症、碱中毒等，儿童患者可表现为外生殖器不易辨认、性早熟等，成年患者可表现为痤疮、多毛症、不孕。对 NR3C1 基因进行基因测序可确诊。治疗药物主要是糖皮质激素，可抑制内源性 ACTH 的分泌。

以嗜铬细胞瘤等为代表的各种神经内分泌肿瘤，在肿瘤综合征基础上合并了高血压表现。包括嗜铬细胞瘤/副神经节瘤，多发性内分泌腺瘤，VHL 综合征，神经纤维瘤病等。

展望

目前单基因继发高血压的临床诊断主要依靠血/尿生化检测和药物反应，但这些生化改变经常不典型，无法进行准确的鉴别和诊断。遗传学研究提供了新途径，无论临床表现典型与否，都可以准确地对各种单基因高血压进行鉴别诊断，为个体化治疗提供基础。同时，筛查家族成员，发现携带者，为早期干预、减少高血压并发症争取时间。最终，明确突变基因后，可以进行产前诊断和试管婴儿的植入前筛选，从根本上杜绝疾病向后代传递。

几种临床常见单基因高血压的诊断流程见图 15-4。

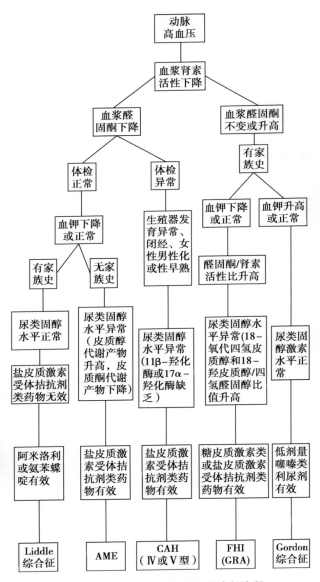

图 15-4   单基因致病性高血压诊断流程

（宋　雷）

16

库欣综合征

库欣综合征（Cushing syndrome，CS）又称皮质醇增多症，过去曾译为柯兴综合征，是多种病因造成肾上腺皮质长期分泌过多皮质醇所致的一组综合征，也称为内源性库欣综合征；而长期应用外源性肾上腺糖皮质激素或饮用大量酒精饮料引起的类似库欣综合征的临床表现，称为外源性库欣综合征。本章主要讨论内源性库欣综合征。近年将仅有实验室检查异常而无明显临床表现的类型称为亚临床库欣综合征。

欧洲数据显示库欣综合征年发病率为 2/100 万 ~ 3/100 万，男女比例 1:3，缺乏国内大规模流行病学数据。多见于 20 ~ 40 岁，女性多于男性。起病缓慢。

其病因分类见表 16-1：

表 16-1　库欣综合征的病因分类和相对患病率

病因分类	患病率（%）
一、内源性 CS	
1. ACTH 依赖性 CS	
垂体性 CS（库欣病）	60 ~ 70
异位 ACTH 综合征	15 ~ 20
异位 CRH 综合征	罕见
2. ACTH 非依赖性 CS	
肾上腺皮质腺瘤	10 ~ 20

续表

病因分类	患病率（%）
肾上腺皮质腺癌	2~3
ACTH 非依赖性大结节增生（AIMAH）	2~3
原发性色素结节性肾上腺病（PPNAD）	罕见

二、外源性 CS

1. 假性 CS

大量饮酒

抑郁症

肥胖症

2. 药源性 CS

诊　断

临床表现

不同病因，不同病程的表现不同，常见典型症状和体征见表 16-2。少数症状和体征具有鉴别诊断意义。如新发皮肤紫纹，多血质外貌，近端肌无力，非创伤性皮肤瘀斑和与年龄不符的骨质疏松。CS 儿童患者常伴有生长发育停滞。对疑诊 CS 的患者，应仔细询问近期内有无使用肾上腺皮质激素病史，包括口服、直肠用、吸入、外用或注射剂，尤其是含有糖皮质激素的外用软膏、中药甘草和关节腔或神经髓鞘内注射剂等，以除外药源性 CS 的可能。

重点筛查人群：①年轻患者出现骨质疏松、高血压等与年龄不相称的临床表现；②具有 CS 的临床表现，且进行性加重，特别是有典型症状如肌病、多血质、紫纹、瘀斑和皮肤变薄的患者；③体重增加而身高百分位下降，生长停滞的肥胖儿童；④肾上腺意外瘤。

表16-2 库欣综合征的症状和体征

症状或体征	频率（%）	症状或体征	频率（%）
向心性肥胖	79～97	紫纹	51～71
多血质	50～94	水肿	28～60
糖耐量受损	39～90	背痛、病理性骨折	40～50
乏力及近端肌病	29～90	多饮、多尿	25～44
高血压	74～87	肾结石	15～19
心理异常	31～86	色素沉着	4～16
皮肤瘀斑	23～84	头痛	0～47
女子多毛	64～81	突眼	0～33
月经稀少或闭经	55～80	皮肤真菌感染	0～30
阳痿	55～80	腹痛	0～21
痤疮、皮肤油腻	26～80		

辅助检查

1. 定性检查

（1）筛查试验：至少同时进行两项检查。因 CS 患者体内皮质醇浓度有波动，推荐至少测定 2 次尿或唾液皮质醇水平（具体检查方法及结果判读见第 7 章）：①24 小时尿游离皮质醇（24hUFC）；②午夜唾液皮质醇测定；③血清皮质醇昼夜节律。

（2）确诊试验：筛查试验结果异常时，行 1mg 过夜或经典小剂量地塞米松抑制试验进行确诊（具体检查方法及结果判读见第 7 章）

2. 病因诊断

①血浆促肾上腺皮质激素浓度（ACTH）：鉴别 ACTH 依赖性和非依赖性 CS（具体检查方法及结果判读见第 7 章）；②大剂量 DST：鉴别库欣病和异位 ACTH 综合征。（具体检查方法及结果判读见第 7 章）；③促肾上腺皮质

16

激素释放激素（CRH）兴奋试验：鉴别库欣病和异位ACTH综合征（具体检查方法及结果判读见第7章）；④去氨加压素（DDAVP）兴奋试验：为CRH兴奋试验的替代试验（具体检查方法及结果判读见第7章），但诊断敏感性和特异性均低于前者。

3. 定位诊断

（1）鞍区MRI显像：推荐对所有ACTH依赖性CS患者进行垂体增强MRI或垂体动态增强MRI。该检查可显示60%库欣病患者的垂体腺瘤，对临床表现典型及各项功能试验均支持库欣病诊断的患者，如检出垂体病灶（>6mm）则可确诊，不需再做进一步检查。但在正常人群中MRI检出垂体瘤的比例亦有10%，判断结果时需注意。

（2）肾上腺影像学检查：包括B超、CT、MRI检查，对诊断ACTH非依赖性CS意义重大。首选双侧肾上腺薄层CT增强扫描，有条件的医院可行肾上腺三维重建。单侧肾上腺腺瘤或腺癌CT或MRI显示肿瘤同侧和对侧肾上腺细小、甚至萎缩；ACTH依赖性库欣综合征的双侧肾上腺呈现不同程度的弥漫性或结节性增粗增大；ACTH非依赖性大结节增生（ACTH—independent macronodular adrenal hyperplasia，AIMAH）患者双侧肾上腺也明显增大，有单个或多个大小不等的结节；或双侧肾上腺弥漫性增大、单侧肾上腺大结节等；半数原发性色素结节性肾上腺病（primary pigmented nodular adrenal disease，PPNAD）患者肾上腺大小形态正常，典型病例的CT表现为串珠样结节改变。

（3）胸部影像学检查：90%异位ACTH在肺或纵隔内，可选择胸部X线、CT检查。

（4）生长抑素受体显像：异位ACTH综合征肿瘤有表达丰富的生长抑素受体。

（5）双侧岩下窦插管取血（bilateral inferior petrosal sinus sampling，BIPSS）：BIPSS是创伤性介入检查，建议只在经验丰富的医疗中心由有经验的放射科医师进行。经股静脉、下腔静脉插管至双侧岩下窦后，静脉注射羊或人CRH（1μg/kg或100μg）前和后3、5分钟时（必要时可至10分钟）在双侧岩下窦、外周静脉同时取血放入置于冰水中预冷的 EDTA 试管，立即送检测定 ACTH。ACTH 依赖性库欣综合征患者如临床、生化、影像学检查结果不一致或难以鉴别库欣病或异位 ACTH 综合征时，建议行 BIPSS 以鉴别 ACTH 来源。岩下窦（IPS）与外周（P）血浆 ACTH 比值在基线状态≥2 和 CRH 刺激后≥3 则提示库欣病，反之则为异位 ACTH 综合征。应在患者皮质醇水平升高提示肿瘤活跃分泌 ACTH 时进行检查，避免在疾病静止期进行；技术因素的影响和静脉回流的异常可导致库欣病患者出现假阴性结果。在经验丰富的医疗中心，BIPSS 诊断库欣病敏感性为 95% ~99%，特异性为 95% ~99%，术后并发症如深静脉血栓、肺栓塞或脑干血管损伤很少见。虽然 BIPSS 对垂体微腺瘤的左右侧定位意义存在争议；近年来也有使用海绵窦或颈静脉的不同静脉取血位置，但 BIPSS 仍是确诊库欣病的金指标。

治 疗

治疗目标包括症状和体征改善，生化指标恢复正常或接近正常，长期控制防止复发。对于显性 CS 患者，推荐治疗使皮质醇水平或其作用正常化，以消除 CS 相关症状及体征，并治疗高皮质醇血症相关的共患病。当 CS 诊断未确立时，反对进行降低皮质醇水平或作用的治疗。对于无特异性 CS 症状而仅表现为生化异常的临界性下丘脑-垂体-肾上腺（HPA）轴异常者，反对进行降低皮质醇水平或作用的治疗。

手术治疗

（1）库欣病：首选选择性垂体腺瘤切除术，也可选择垂体放疗。

（2）异位 ACTH 综合征：首选手术，手术失败、隐匿性异位 ACTH 综合征、恶性肿瘤转移或症状十分严重者采用双侧肾上腺切除术或以药物阻断皮质醇合成，并同时对症治疗。

（3）肾上腺皮质癌：尽早手术，已有远处转移者，术后根据肿瘤分期联合放疗和（或）化疗。

（4）肾上腺腺瘤：首选手术切除肿瘤。术后需用肾

16

上腺糖皮质激素短期替代补充治疗，但应逐渐减量，最多服药半年。

（5）ACTH 非依赖性大结节增生：推荐在双侧肾上腺大结节样增生患者中进行双侧肾上腺病变切除及药物治疗，以阻断异常激素效应。

（6）原发性色素结节性肾上腺病：手术切除双侧肾上腺是治疗的主要选择，次全切除或单侧肾上腺切除可使显性库欣的症状明显缓解，但最终仍需要肾上腺全切除。酮康唑可明显抑制此类患者皮质醇分泌。

药物治疗

适用于轻症不愿手术者或作为手术、放疗后的辅助治疗。

（1）类固醇合成抑制剂：美替拉酮和酮康唑的疗效和耐受性好，故较常用。

（2）糖皮质激素受体拮抗剂——米非司酮：适用于无法手术的患者以缓解精神神经症状。

库欣综合征的定位诊断及治疗流程见图 16-1。

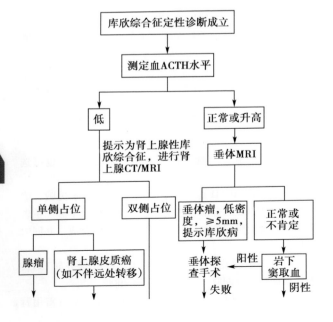

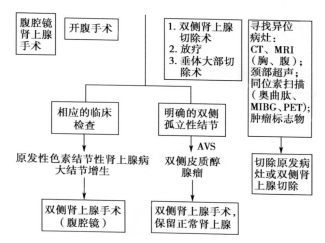

图 16-1 库欣综合征的定位诊断及治疗流程图

（马文君）

17

主动脉缩窄

主动脉缩窄（coarctation of the aorta，CoA）是指自无名动脉至第一对肋间动脉之间的主动脉管腔狭窄。病理解剖改变为降主动脉上段邻近动脉导管处出现狭窄。

1760 年由 Morgagni 尸检时首次发现，占先天性心脏病的 5% ~ 8%。婴儿期亦出现心衰，25% 患者于 20 岁时死亡，90% 的患者在 50 岁之前死于其继发性高血压所致的冠心病、脑卒中、主动脉夹层和心力衰竭等严重并发症。

发生机制

CoA 的发生机制尚未明确，存在三种学说：

（1）发育不良学说：主动脉峡部缩窄为左背侧主动脉在第 6 号（即动脉导管）和第 10 体节之间发育不良，即胎龄 6 周时形成缩窄。

（2）皱缩学说：CoA 是动脉导管在闭合过程中，导管壁的平滑肌及纤维组织收缩，波及峡部主动脉壁导致缩窄。

（3）主-肺动脉血流量失衡学说：峡部缩窄在胎儿期就存在，胎儿时期左心室排血量减少，则主动脉血流量减少，肺动脉血流量增多，继而通过开放的动脉导管补偿主动脉血流减少，但出生以后动脉导管的闭合，主动脉峡部可明显变窄。

[解剖结构与病理生理]

CoA 分型：根据缩窄与动脉导管位置关系分为 2 型。

导管前型：缩窄段位于动脉导管近端，较少见（约 10%）。多数病例动脉导管未闭合，并多伴其他先天心血管畸形。缩窄程度严重者，右心室排出的血流经未闭动脉导管进入降主动脉，供应躯体下半部，侧支循环较不发达。该型婴幼儿期即可因肺动脉高压、心力衰竭致死。

导管后型：此型比较常见（占 90%）。典型的病例缩窄段位于左锁骨下动脉起点处远端的峡部主动脉，多数病例动脉导管已闭合。缩窄病变短而局限，较少合并心内畸形。其血流动力学改变主要为缩窄近心端压力升高，远心端压力降低。常常表现为区域性高血压，即上肢高血压，下肢低血压。缩窄段近、远端主动脉之间形成丰富的侧支循环。侧支循环主要来自增粗的双侧锁骨下动脉及其胸廓内动脉、颈肋干、颈横动脉、甲状颈干、肩胛上动脉、肩胛下动脉、最上肋间动脉、胸外侧动脉、肌膈动脉、腹壁上动脉、脊髓前动脉等分支。参与形成侧支循环的肋间动脉主要是第 4~7 对肋间动脉。

长期后负荷增加可致左心室肥厚并劳损，甚至左心衰竭。脑血管长期高血压、高灌注状态可造成脑动脉硬化、脑出血。长期重度高血压下，血流反复冲击缩窄近心端可导致主动脉夹层发生。同时，冠状动脉中层常增厚，管腔减小并较早出现冠脉循环血供不足。缩窄远端血流减少，可出现腹腔脏器及下肢缺血。

并发畸形：可能合并主动脉瓣二瓣化、室间隔缺损、动脉导管未闭、升主动脉发育不良，以及不同程度的主动脉瓣狭窄和二尖瓣狭窄等。我院王林平等对 2009 年 1 月至 2012 年 11 月在阜外心血管病医院住院治疗的共 85 例 14 岁以上的 CoA 患者的总结发现合并其他先天性心脏病：动脉导管未闭（17.4%）、室间隔缺损（11.6%）、主动脉瓣二瓣化畸形（20.9%）、其他先天性心脏病（18.8%）。

临床表现

主要取决于缩窄部位、缩窄程度、是否合并其他先心畸形等。

婴幼儿期单纯导管后型 CoA 虽然存在高血压，但一般无临床症状，而常合并其他先心畸形的导管前型 CoA 则较早表现为肺动脉高压、充血性心力衰竭。

儿童或成人患单纯 CoA 病例多数亦无临床症状，多于体检时发现血压增高（上肢），股动脉搏动减弱或消失，心脏杂音或胸部 X 线片异常等而作进一步检查。1 岁以上儿童可表现为头痛、劳累后气急、心悸、易倦、头颈部血管强烈搏动，鼻衄等症状。

成年期患者常表现为严重的区域性高血压、头痛、下肢乏力或间歇性跛行、心力衰竭等症状。当缩窄段病变累及左锁骨下动脉时，则右上肢血压比左上肢高。但是，部分成年患者确诊时侧支循环非常丰富，基本可满足远端供血，而出现上下肢血压无明显差异的情况。

该病亦可以其严重并发症作为首发症状，包括充血性心力衰竭、细菌性心内膜炎或动脉内膜炎、主动脉夹层和脑血管意外、Willis 大脑动脉环动脉瘤破裂等。

诊断及辅助检查

（1）询问有无头痛、头胀、头晕、心悸、气急、颈动脉搏动感、下肢无力、冷感、酸痛、麻木、间歇性跛行等症状。

（2）注意比较上下肢血管搏动有无差异，查体胸背部有无异常杂音、搏动或震颤。常规测量四肢血压并注意下肢有无苍白、发凉和发绀。高度重视上肢血压高，下肢血压低的情况（上下肢压差 >20mmHg）。

（3）心电图检查观察有无左心室肥厚、心肌劳损等。

（4）胸部 X 线平片：心影增大，肺淤血征象；在主动脉结处由扩大的左锁骨下动脉和缩窄段下端胸降主动脉狭窄后扩大所形成 3 字征；扩大迂曲的肋间动脉侵蚀肋骨后段下缘而形成肋骨切迹，最常见于第 4 ~ 9 肋骨；食管钡餐检查在缩窄区，狭窄后扩大的胸降主动脉在食管形成 E 字形压迹。

（5）超声心动图：实时显示缩窄部位、程度、范围，可准确测量缩窄段流速估算压差，并可同时筛查合并其他心血管畸形。

（6）主动脉 CTA：能直观、立体地显示缩窄程度、范围、侧支循环，同时明确心内外畸形。见图 17-1。

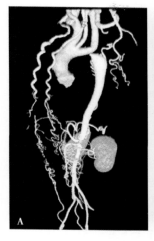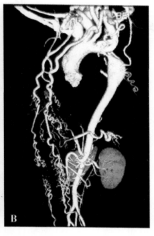

图 17-1　主动脉 CTA

图 A、B 为一对同卵双胞胎同患主动脉缩窄，缩窄位于左锁骨下动脉以远，二者均可见胸廓内动脉与腹壁上动脉侧支循环形成

（7）磁共振血管成像：比较清晰显示测量狭窄部位、长度，主动脉分支血管及迂曲、扩张的肋间、乳内动脉等侧支血管的关系。

（8）主动脉造影：明确缩窄段的部位、长度、狭窄程度及缩窄距左锁骨下动脉的距离，还可以显示侧支循环以及有无动脉导管开放等。

鉴别诊断

1. 主动脉弓中断

其临床表现和实验室检查与 CoA 极其类似，鉴别主要依赖影像学检查。

2. 大动脉炎

由后天性炎症引起的多发性大动脉炎可导致炎症性主动脉缩窄，其临床表现和实验室检查与 CoA 很类似。但前者多见于青年女性，狭窄段往往较长，且常为多处动脉受累。鉴别诊断主要依赖影像学检查。

治　疗

成人 CoA 通常的治疗方法包括手术治疗及主动脉腔内介入治疗。当导管测量缩窄两端压力大于 20mmHg 时或压差 ≤20mmHg 但有明显缩窄或侧支血流的影像学证据，或者出现再发或不连续的缩窄且动脉压差 >20mmHg，即有介入治疗指征。

手术治疗

主要根据缩窄的程度和长短，动脉导管是否开放以及缩窄与动脉导管的关系，缩窄远端侧支循环是否完全，是否合并其他先心畸形等，大致分为四种手术方式：

（1）缩窄部切除，主动脉对端吻合：适用于缩窄段短和（或）偏心性缩窄且缩窄上下主动脉壁韧性良好的患者。

（2）左锁骨下动脉与缩窄后主动脉吻合：年龄较小，主动脉组织韧性良好。

（3）缩窄部切开补片加宽手术：适用于非环形的缩窄且缩窄段较长或主动脉组织韧性差，不能耐受吻合张力时。

（4）人工血管转流术或人工血管替换术：缩窄范围广泛、缩窄部位不易显露、切除有困难者或严重狭窄的高龄患者，包括主动脉弓-降主动脉、升主动脉-腹主动脉、升主动脉-双侧髂动脉或股动脉搭桥。

主动脉腔内介入治疗（图 17-2）

球囊血管成形术（balloon angioplasty，BA）治疗优势与局限性：1982 年 Singer 等首次报道应用 BA 治疗 1 例 CoA 术后再狭窄的患儿成功。BA 应用球囊扩张造成缩窄段血管内中膜局限性撕裂和过度伸展，从而使管腔扩大，最适合于局限性隔膜型 CoA，但仍有术后再狭窄的发生，可能缘于局部组织的弹性回缩或内膜持续增生，且主动脉内壁撕裂或撕裂达中膜深层，甚至外膜层时主动脉壁薄弱，可形成主动脉夹层及动脉瘤，该技术对外科手术后的

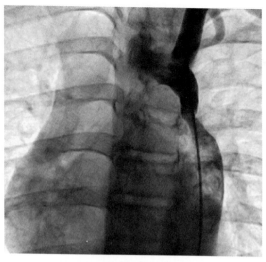

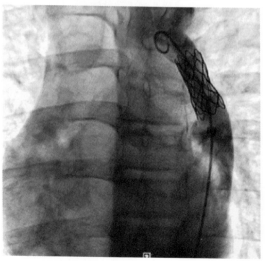

图 17-2 主动脉腔内介入治疗，包括球囊血管成形术（balloon angioplasty，BA）与血管内支架植入（endovascular stent，ES）

局限性主动脉再狭窄可获得良好的效果。儿童应用 BA，术后再狭窄和主动脉瘤形成等发生率高于成年人。

覆膜支架 vs. 裸支架：1991 年 ES 的出现是介入治疗的一大飞跃。ES 可将内膜紧贴中膜，有效抵抗血管的弹性回缩，减少术中夹层、主动脉破裂的发生。早期裸支架植入术获得了显著的短、中期疗效，跨缩窄处收缩压差均明显降低，但裸支架仍可引起夹层、动脉瘤甚至动脉破裂等并发症，由此覆膜支架应运而生。1999 年 Gunn J 等第一次使用覆膜支架治疗一例合并动脉瘤的 CoA 取得成功。2001 年 Cheatham 首次使用覆膜 Cheatham – Platinum（CP）支架成功治疗一例重度 CoA 和一例主动脉弓离断，该支架对于伴有动脉导管未闭或动脉瘤时，可一次性隔绝动脉导管及动脉瘤。

1. 球囊扩张介入治疗

（1）适应证：

局限性隔膜型主动脉缩窄，无合并心内畸形。

严重的新生儿或婴儿型主动脉缩窄，早期出现心力衰竭，行球囊扩张可减轻左心室后负荷，缓解心功能不全，作为姑息疗法替代急诊外科手术。

主动脉缩窄外科术后再狭窄。

（2）操作要点：

球囊导管的选择：通常采用的球囊与缩窄部直径比值为 2.0～4.0；如无主动脉弓发育不良，选用球囊直径不大于缩窄段近端主动脉的直径；如伴有主动脉弓发育不良，球囊直径不宜超过降主动脉横膈水平的直径。

球囊扩张：若球囊扩张过程中"腰凹"特别明显，切忌继续高压扩张，可换小型号球囊进行扩张，而后逐渐增加球囊直径，直至"腰凹"消失。

（3）球囊扩张成功标志：

跨狭窄部压差 ≤20mmHg，或较术前下降 50%；

狭窄段血管内径较术前增加 ≥30%；

股动脉搏动增强，上下肢血压趋于正常；

心功能不全明显好转或得到控制。

（4）常见并发症及其防治：

股动脉血栓：可给予全身肝素化治疗或尿激酶溶栓，必要时经导管法或外科手术法取栓。

主动脉夹层及动脉瘤形成：球囊扩张术后即刻发生动脉瘤者较少，随访时间愈长，动脉瘤发生率愈高。

主动脉破裂或穿孔：发现导丝或导管偏离主动脉及弓部途径，应怀疑。

出血：易引起局部穿刺点及导管接口处出血。

2. 主动脉覆膜支架植入术

目前，广泛使用的 NuMED CP 支架硬度及弹性进一步增强，扩张时支架的短缩率明显减低，另外该支架的可扩张直径及长度范围更广泛，确保生长发育期的儿童及青少年患者植入的支架可扩张达到成人主动脉直径水平。NuMED CP 支架包括球囊扩张式和自膨式支架，前者坚硬度高，可以有效抵抗缩窄段血管的弹性回缩，定位准确，不宜移位，故治疗 CoA 多选择该支架。而自膨式支架运用较少。双球囊导管的应用，减少了支架植入过程中的支架移位及支架边缘的张开，从而降低了血管/球囊的损伤几率。

（1）适应证：

缩窄段主动脉最窄处内径应大于缩窄处近端正常主动脉内径的 1/3 以上。

单纯主动脉峡部缩窄、主动脉弓以及峡部发育不良（狭窄段血管直径与平膈肌处降主动脉直径之比 < 0.6）、CoA 行球囊扩张术后或外科术后再缩窄。

年龄≥10 岁，体重≥25kg。

女性血管壁薄易撕裂者。

（2）操作方法：

先行主动脉弓部造影，确定 CoA 的最窄处的直径、累及范围、病变远近端主动脉内径及压差；

置入 12F 或 14F 长鞘，再沿鞘管将 BIB 球囊及覆膜支架送置于 CoA 段；

初步定位后先以 4~6atm 扩张内球囊；

当证实支架位置放置满意后再以 8atm 扩张外球囊，使缩窄的主动脉被充分扩张；

重复主动脉造影，测量缩窄近心端与远心端的压差。

注意：球囊扩张时可能会产生剧烈胸痛，需要扩张前注射吗啡止痛。

（3）支架植入的并发症：急性主动脉破裂、广泛的

17

夹层、股动脉损伤或血栓栓塞、支架移位断裂等。此外，植入支架的生物反应包括：血栓形成、内膜增生和再狭窄。同时覆膜支架可能闭塞主动脉供应脊髓的侧支血管，存在截瘫风险。

　　血压改善，包括降压药用量下降及血压控制水平，是评价 CoA 术后效果的重要指标之一。血压改善与缩窄段前后压差的降低有关。部分患者在缩窄解除后高血压依然存在，考虑可能与升主动脉壁压力感受器功能失调有关。另外，四肢血压检查中上下肢血压及踝肱指数（ABI）亦为 CoA 术后效果重要指标。

总结

　　先天性 CoA 是较常见的继发性高血压的病因之一，主要临床特征为区域性高血压及相关并发症。详细的病史采集、体格检查、四肢血压测量、超声心动图、主动脉 CTA 或 MRA 检查能够实现准确诊断。目前，支架植入术已成为治疗青少年及成人 CoA 的安全、有效的外科手术替代方法。合理的适应证的把握、综合的影像学评价及熟练的介入技术是治疗效果的重要保障。

（杨延坤）

17

18

多囊卵巢综合征

育龄期女性高血压患者需要除外多囊卵巢综合征（PCOS）。PCOS 是最常见的女性内分泌异常，其病理生理改变可能从围青春期，甚至是胎儿期就开始发生发展，持续影响女性的一生。中国 2013 年大型流行病学调查数据显示 PCOS 占生育年龄妇女人数 5.6%，各地区发病率不均，分别为 5.1% ~ 7.2%，占无排卵性不孕的 75%。

PCOS 女性由于肥胖、代谢紊乱、炎症因子和卵巢功能异常、卵子质量下降、内膜容受性下降和胎儿发育异常等原因，导致生育力下降。孕期并发症发生率也升高，PCOS 女性的妊娠期糖尿病（GDM）发生率达 40% ~ 50%，妊娠期高血压发生率达 5%，分娩小于孕龄儿发生率达 10% ~ 15%，新生儿并发症和死胎率也较正常女性升高。PCOS 患者早期妊娠时，其胚胎可能暴露于子宫内雄激素过多的环境中，可能会扰乱胚胎程序化分化，特别是影响调节生殖和代谢的基因。

多囊卵巢综合征患者存在高雄激素血症和胰岛素抵抗，随着年龄增加，PCOS 患者的代谢异常突显，逐渐发展至高血压、2 型糖尿病、血脂异常等，以上均为心血管病危险因素。一项伊朗 PCOS 患者中的研究结果表明，PCOS 患者中高血压（≥130/85mmHg）患病率为 9.3%。PCOS 患者绝经后心肌梗死的发生概率更是明显升高，约为非 PCOS 患者的 7.1 倍。PCOS 患者 2 型糖尿病发生的风险增加 2 ~ 10 倍。约 70% 的患者伴有血脂升高。此外，患 PCOS 的女孩，以后发生内膜癌的可能性是正常月经同龄女孩的 4 倍。

诊 断

PCOS 的诊断标准在国际上一直存在较大争议，但是基本都包括卵巢多囊样改变、排卵障碍、高雄激素血症和（或）高雄激素表现这几个方面。2003 年鹿特丹诊断标准认为以上 3 者有任意两条便可诊断。2010 年卫生部（现国家卫生计生委）诊断标准重视生育、重视排卵，因此诊断标准中排卵障碍为必须条件。无论采用何种诊断标准，PCOS 为排除诊断，必须排除其他有类似症状的疾病，包括先天性肾上腺皮质增生（CAH），Cushing 综合征，卵巢或肾上腺分泌雄激素肿瘤，高泌乳素血症及其他原因的月经异常（下丘脑性闭经），甲状腺疾病等。

高雄激素

高雄激素的临床表现主要包括痤疮与多毛。痤疮的含义是面部、前胸和后背等处连续 3 月以上多发痤疮。多毛主要是指性毛增多。性毛是对性激素有反应的毛，主要生长于面部、下腹部、大腿前部、胸部、乳房、耻骨区和腋窝等部位。高雄激素症状能较好反映雄激素活性，但是存在较大的种族差异。其他皮肤表现还包括雄激素性脱发、黑棘皮症等。

雄激素测定也变化较大，且与体征的符合率不高。血的雄激素水平对于判断高雄激素是最不准确的，因为目前只能测定总睾酮，而总睾酮在雄激素活性中所起到的作用是不确定的。真正具有雄激素活性的是游离睾酮，而游离睾酮仅占总睾酮的很小一部分，受白蛋白、性激素结合球蛋白的影响，因此有无高雄体征更为重要。

排卵障碍

停经时间超过 ≥ 6 个月或 3 个以往月经周期称为闭经，≥ 35 天及每年 ≥ 3 个月不排卵者称为月经稀发，此二者的本质为稀发排卵或无排卵。月经正常的患者同样也有无排卵的可能，因此具有 PCOS 症状的患者即使月经正常也须进行排卵判定。另外还需排除月经稀发的其他原因，如高泌乳素血症、低促性腺激素性性腺功能减退及卵巢早衰等。

黄体生成素与促卵泡激素比值（LH/FSH）

LH/FSH≥2～3 有助于诊断 PCOS。虽然也较普遍，但存在不同体重和测定所用试剂盒不同的差异。

卵巢的多囊改变（PCO）

指单侧卵巢内直径 2～9mm 的卵泡数≥12 个，或卵巢体积≥10ml（排除囊肿或优势卵泡）。

因为青春期女孩的下丘脑-垂体-卵巢轴还处于发育中，是一个动态的变化过程，因此至今尚未见到国际权威性的青春期 PCOS 诊断标准的发布。目前多数共识倾向于建议诊断青春期 PCOS 时，患者应同时符合鹿特丹标准的3 个指标：即初潮后 2 年仍存在月经稀发或闭经、超声下多囊卵巢改变和高雄激素血症。但同时也应避免过度诊断青春期 PCOS。

鉴别诊断

如催乳素水平明显升高，应排除垂体瘤，20%～35%的 PCOS 患者可伴有催乳素水平轻度升高；如存在稀发排卵或无排卵，应测定促卵泡激素（FSH）和雌二醇水平，排除卵巢早衰和中枢性闭经等；测定甲状腺功能，以排除由于甲状腺功能低下所致的月经稀发；如出现高雄激素血症或明显的雄激素水平升高的临床表现，应排除非典型性肾上腺皮质增生（NCAH）、Cushing 综合征、分泌雄激素的卵巢肿瘤等。

治　疗

PCOS 病因未明，很难根治，临床表现多样化，应采取规范化和个体化长期治疗。根据临床上 PCOS 的疾病特点，对 PCOS 的管理主要关注五方面内容，即：生活方式管理、高雄血症管理、不孕的管理、胰岛素抵抗管理和月经周期的管理。

18

1. 生活方式管理

对超重和肥胖 PCOS 患者，应调整生活方式，包括饮食控制和增加运动，减轻体重。必要时选择药物或手术减重。

2. 高雄血症管理

对于月经紊乱及多毛痤疮的 PCOS 患者推荐首选激素避孕药（HCs）。利用孕激素抑制 LH 水平及卵巢分泌雄激素，同时雌激素可提高性激素结合球蛋白水平，降低游离活性睾酮。2007《中国多囊卵巢综合征诊断和治疗专家共识》推荐复方醋酸环丙孕酮（达英-35）为首选。

3. 不孕管理

促使无排卵者排卵及获得正常妊娠。孕前进行至少3 个月的营养准备，积极采取促排卵治疗，必要时行体外受精-胚胎移植。

4. 胰岛素抵抗管理

二甲双胍适用于肥胖或胰岛素抵抗的患者。

5. 月经周期管理

调整月经周期，可以保护子宫内膜，减少子宫内膜癌发生。可给予口服避孕药或单独采用定期孕激素治疗。

鉴于 PCOS 患者的心血管疾病（CVD）高危特点，对任何年龄和体重的 PCOS 患者，都应评估其 CVD 危险因素或检测标志物（如血压、腰围、糖脂代谢指标等），并进行相应治疗。

（马文君）

高血压急症和亚急症

高血压急症（hypertensive emergencies）与高血压亚急症（hypertensive urgencies）既往曾统称为高血压危象。高血压急症与亚急症是一组血压明显升高，伴有或不伴有靶器官功能进行性损害的一组临床综合征。区别高血压急症与亚急症的唯一标准是有无新近发生的急性进行性的严重靶器官损害。这两者的治疗、预后存在不同。血压升高是否导致脏器损害取决于血压升高的幅度与速度。是否需要立即降压不取决于血压的绝对值，而取决于血压增高对靶器官的影响。

诊　断

高血压急症（hypertensive emergencies）是指原发性或继发性高血压患者，在某些诱因作用下，血压突然和显著升高（一般达到或超过 180/120mmHg），同时伴有进行性心、脑、肾等重要靶器官功能不全的表现。高血压急症包括高血压脑病、颅内出血（脑出血和蛛网膜下腔出血）、脑梗死、急性心力衰竭、肺水肿、急性冠状动脉综合征（不稳定型心绞痛、急性非 ST 段抬高和 ST 段抬高心肌梗死）、主动脉夹层、子痫等。应注意血压水平的高低与急性靶器官损害的程度并非成正比。一部分高血压急症并不伴有特别高的血压值，如并发于妊娠期或某些急性肾小球肾炎的患者，但如血压不及时控制在合理范围内会对脏器功能产生严重影响，甚至危及生命，处理过程中需要高度重视。并发急性肺水肿、主动脉夹层、心肌梗死者，即使血压仅为中度升高，也应视为高血压急症。

高血压亚急症（hypertensive urgencies）是指血压显著升高但不伴靶器官损害。患者可以有血压明显升高造成的症状，如头痛、胸闷、鼻出血、烦躁不安等。相当多数的患者有服药顺从性不好或治疗不足。

当怀疑高血压急症时，应进行详尽的病史收集、体检和实验室检查，评价靶器官功能受累情况，以尽快明确是否为高血压急症。具体步骤见表19-1。但初始治疗不要因为对患者整体评价过程而延迟。

表19-1 可疑高血压急症患者评价表

病史、症状

高血压的病史及治疗，使用类交感神经药物和其他药物的情况

头痛，视野损害，神经系统症状，恶心/呕吐，胸/背痛，心脏/呼吸系统症状，少尿，体重变化等

体格检查

血压：重复测定血压

脉搏，呼吸，体温

评价体液容量，心动过速，脱水，水肿，测量立位血压等

中枢神经系统：意识障碍，躁动，偏瘫等

眼底：线状或火焰状出血，渗出，视网膜水肿，视乳头水肿等

颈部：颈静脉怒张，杂音等

胸部：心脏增大，心脏杂音，心衰的体征等

腹部：肝脏增大、搏动、包块等

肢体：水肿，动脉搏动等

急诊检查

尿检，血细胞计数（包括涂片）

血生化（尿素氮，肌酐，电解质，血糖，心肌标记物，肌酸磷酸肌酶等）

急诊检查

心电图，胸片，动脉血气（需要时）

必要时行心脏、腹部超声，头颅 CT 或 MRI，胸腹 CT

必要时行血浆肾素活性，醛固酮，儿茶酚胺，脑钠肽浓度测定

高血压急症的治疗

1. 治疗原则

高血压急症的患者应持续监测血压及生命体征；去除或纠正引起血压升高的诱因及病因；酌情使用有效的镇静药以消除患者恐惧心理；尽快应用适合的静脉降压药控制血压，以阻止靶器官进一步损害，对受损的靶器官给予相应的处理；降低并发症并改善结局。

2. 药物选择

根据受累的靶器官功能及肝肾功能状态进行药物选择。需要考虑药物对心排血量、靶器官灌注等血流动力学的影响，以及对肝肾功能的影响、不良反应等。理想的药物应能预期降压的强度和速度，保护靶器官功能，并且方便调节。常用药物详见表 19-2。

经过初始静脉用药血压趋于平稳，受累的靶器官功能得到改善，可以开始口服药物，静脉用药逐渐减量至停用。

3. 降压的幅度及速度

降压时需充分考虑到患者的年龄、病程、血压升高的程度及速度、靶器官损害和合并的临床状况，因人而异地制定具体的方案。在不影响组织脏器灌注基础上的控制性降压，渐进地将血压调控至适宜水平。血压升高速度越快，降压速度需相对迅速，血压升高的病程越长，降压的速度需相对缓慢。最大限度地防止或减轻心、脑、肾等靶器官损害。

一般情况下，初始阶段（数分钟至 1 小时内）血压控制的目标为平均动脉压的降低幅度不超过治疗前水平的 25%。在随后的 2~6 小时内将血压降至较安全水平，一

19

表19-2 高血压急症常用静脉注射用降压药

降压药	剂量	起效	持续	不良反应
硝普钠	0.25~10μg/(kg·min) iv	立即	1~2分钟	恶心、呕吐、肌颤、出汗
硝酸甘油	5~100μg/min iv	2~5分钟	5~10分钟	头痛、呕吐
酚妥拉明	2.5~5mg iv 0.5~1mg/min iv	1~2分钟	10~30分钟	心动过速、头痛、潮红
尼卡地平	0.5~10μg/(kg·min) iv	5~10分钟	1~4小时	心动过速、头痛、潮红
艾司洛尔	250~500μg/kg iv 此后50~300μg/(kg·min) iv	1~2分钟	10~20分钟	低血压、恶心
乌拉地尔	10~50mg iv 6~24mg/h	5分钟	2~8小时	头晕、恶心、疲倦
地尔硫䓬	10mg iv 5~15μg/(kg·min) iv	5分钟	30分钟	低血压、心动过缓
二氮嗪	200~400mg iv	1分钟	1~2小时	血糖过高、水钠潴留
拉贝洛尔	20~80mg iv 0.5~2.0mg/min iv	5~10分钟	3~6小时	恶心、呕吐、头麻、支气管痉挛、传导阻滞、直立性低血压
肼屈嗪	10~20mg iv 10~40mg im	10~20分钟 iv 20~30分钟 im	1~4小时 4~6小时	心动过速、潮红、头痛、呕吐、心绞痛加重

般为 160/100mmHg 左右。如果可耐受这样的血压水平，临床情况稳定，在以后 24~48 小时逐步降低血压达到正常水平。

不同靶器官受损的高血压急症降压的幅度及速度不同。降压的目标还要考虑靶器官特殊治疗的要求。如患者为高血压合并急性冠脉综合征、急性左心衰，需要尽快将血压降至可以改善心脏供血、降低心肌氧耗量、降低阻力负荷，改善心功能的水平。如患者为高血压合并主动脉夹层，应该迅速降压至维持组织脏器基本灌注的最低血压水平。一般需要联合使用降压药，并要重视足量 β 受体阻滞剂的使用。如高血压合并脑卒中及脑出血时，不宜迅速降压，以免造成脑组织灌注不足。不同靶器官受累的高血压急症患者的血压控制详见相关章节。

4. 注意事项

降压过程中要严密观察靶器官功能状况，如神经系统症状和体征的变化，胸痛是否加重等。由于已经存在靶器官的损害，过快或过度降压容易导致组织灌注压降低，诱发缺血事件。

高血压亚急症的治疗

对高血压亚急症患者，可在 24~48 小时将血压缓慢降至 160/100mmHg。没有证据说明此种情况下紧急降压治疗可以改善预后。许多高血压亚急症患者可通过口服降压药控制，如钙拮抗剂、血管紧张素转换酶抑制剂、血管紧张素受体拮抗剂、α 受体阻滞剂、β 受体阻滞剂等，还可根据情况应用袢利尿剂。初始治疗可以在门诊或急诊室，用药后观察 5~6 小时。2~3 天后门诊调整剂量，此后可应用长效制剂控制至最终的靶目标血压。到急诊就诊的高血压亚急症患者在血压初步控制后，应给予调整口服药物治疗的建议，并建议患者定期去门诊调整治疗。许多患者因为不明确这一点而在急诊就诊后仍维持原来未达标的治疗方案，造成高血压亚急症的反复发生，最终导致严重的后果。具有高危因素的高血压亚急症如伴有心血管疾病的患者也可以住院治疗。

（杨艳敏）

19

20

高血压相关的介入技术

分侧肾上腺静脉取血住院流程

肾上腺静脉取血（adrenal venous sampling，AVS）是运用 Seldinger 技术穿刺肘正中静脉/股静脉/颈静脉，选择性插管至肾上腺静脉后采样，通过检验样本中某些指标来判断生理、病理学改变的一种介入检查方法。在国内外已经被推荐作为原发性醛固酮增多症（PA）定位及分型诊断的金标准。

术前常规

1. 术前应常规行高血压查因全套检查，行相关检查（卧立位 RAAS 检测、盐水负荷试验等），可疑原醛症患者考虑行 AVS 检查。术前应停用影响检查结果的降压药物（如螺内酯、利尿剂停用 4 周，ACEI、ARB、β 受体阻滞剂停用 2 周）。另外低钾会影响醛固酮的分泌，故术前应将血钾补至正常水平。

2. 近期再入院患者检查包括：血常规、尿常规、便常规、生化全套、病原学检查（乙肝、梅毒、艾滋病）、凝血功能、血沉、CRP、尿微量白蛋白、尿蛋白/肌酐比值、心电图、四肢血压、24 小时动态血压监测。

外院疑诊原醛症患者应另行以下检查：X 线胸片、心脏超声、睡眠呼吸监测（有 OSAHS 病史者需检查）、肾动脉、肾上腺和肾脏 CT 及其他术前化验。

3. 术前长期医嘱包括降压药物（对激素分泌影响小）

等，无须给予阿司匹林以及氯吡格雷；临时医嘱基本与其他常规介入手术相同，将名称改为"拟今/明日在局麻下行分侧肾上腺静脉取血术"，并开"卧位醛固酮-肾素-血管紧张素活性×4、血清皮质醇×4"，用以测量右侧肾上腺静脉、左侧肾上腺静脉、下腔静脉远端、下腔静脉近端四个部位激素浓度。

其他医嘱包括术前术后水化、备皮、碘过敏试验等，向患者及家属交代相关介入风险、检查的意义及可能出现的结果，签署常规介入操作知情同意书。

手术操作及围术期用药

1. 阜外医院高血压中心在全世界率先采用经肘正中静脉路径（亦可由头静脉、贵要静脉进入，统称上肢路径）进行操作。该方法与传统的股静脉入路相比，能显著增加患者的舒适度。经过长期的经验积累，目前已形成介入常规。

2. 右侧肾上腺静脉分支较多，主干较短，且变异较大，易与肝静脉分支混淆，或在抽吸过程中混入外周静脉血，影响取血结果。通常造影后肾上腺形态可呈三角形、腺体型、不规则形、蜘蛛形等，这是判断右侧肾上腺静脉是否插管成功的主要方式。我们中心常规采用5F MP导管进行右侧肾上腺静脉取血，若较长时间未能成功定位右侧肾上腺静脉，则可尝试使用5F Cobra2、5F JR5或5F Tigoutlook共用导管进行操作。

3. 左侧肾上腺静脉位置恒定，向下与膈下静脉共干后，通常在脊柱左侧约1cm处进入左肾静脉，膈肾上腺静脉干长度可变。少见情况下，膈下静脉和左肾上腺静脉分别汇入左肾静脉，或左肾上腺静脉直接引流入下腔静脉；根据其解剖特点我们目前主要采用冠脉5F Tigoutlook共用导管进行左侧肾上腺静脉取血。见图20-1。

4. 另外于下腔静脉远端和近端分别取血12ml作为外周静脉血，用于检查是否成功以及结果的判读（具体详见原醛症流程）。

5. 术后改服螺内酯20mg tid降压治疗，同时停用其他降压药物，若血压在160/100mmHg以上时，可酌情加用CCB等降压药物。

20

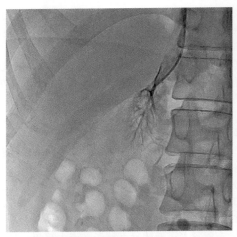

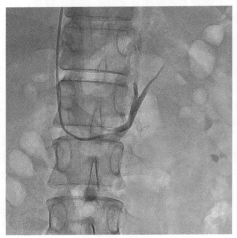

图 20-1　上图：右侧肾上腺静脉汇入下腔静脉；
下图：左侧肾上腺静脉汇入左肾静脉

术后管理

术后同常规介入治疗；因穿刺静脉，常规只需 6 小时加压包扎，若生命体征稳定，可于手术当天下午出院。

术后随访

出院后密切监测家庭自测血压，门诊随访；根据取血结果决定下一步治疗方案（药物治疗、化学消融治疗、外科手术治疗）。

肾动脉介入围术期管理

术前常规

1. 手术前 2 天

入院后常规了解病史、查体和完善相关检查，以评估介入手术适应证和禁忌证。病史包括年龄、合并症、既往心脏病及 PCI 史、重要脏器功能、出血病史、心律失常病史（尤其是房颤、房扑）、过敏史（尤其是造影剂过敏史）。

进行常规体检，尤其要重视血管杂音（颈部、耳后、锁骨上窝、胸腹部、腰背部及四肢）。

常规辅助检查项目包括：心电图、X 线胸片、超声心动图、四肢血压、动态血压；血常规、生化全套、尿常规、便常规 + 潜血、病原学检查（艾滋病、梅毒、乙肝、丙肝）、血沉、C 反应蛋白、甲状腺功能、血气、D- 二聚体、凝血四项、同型半胱氨酸、肿瘤抗原、血栓弹力图等。

部分患者需要再做选择性评估，如外院已有肾动脉的影像学检查结果，如 CTA、超声多普勒或 MRA，一般提示肾动脉狭窄严重者入院后无须再行无创检查，直接评估肾动脉造影的指征；如果入院前未行肾动脉的影像学检查，可在入院后先行肾动脉 CTA 检查（检查前需先查血肌酐）。另外，有些患者无论是院前还是入院后的肾动脉影像提示肾动脉中度狭窄，如 50% ~ 70%，难以把握介入指征时，建议先行肾卡托普利显像，阳性者再行介入诊治。

估测肾小球滤过率 eGFR，评估造影剂肾病的风险：

20

eGFR <60ml/min 建议用等渗造影剂并限制用量 <100ml，术前术后水化；eGFR <30ml/min 建议肾科会诊准备透析。

大动脉炎患者 ESR 及 CRP 正常，炎症控制 2 个月以上可考虑手术。

综合评估病史和检查结果，掌握以下介入治疗适应证：①单侧或双侧肾动脉狭窄 70% 以上；②狭窄近远端的动脉压差大于 20mmHg；③该侧肾功能保留：肾脏上下极之间的长度 >7cm，eGFR >10ml/min。

相关的禁忌证包括：①伴随严重疾病导致预期寿命有限的患者；②曾有严重造影剂过敏（休克、喉头水肿等）；③无法耐受抗血小板药物；④严重的慢性缺血性肾病，接近需要长期透析的患者，需要肾内科专家会诊，必要时有即刻透析条件者方可考虑介入；⑤临床病情不稳定，不能耐受介入手术；⑥如系 TA 所致，炎症活动期一般不宜手术，要用免疫抑制剂治疗使 ESR、CRP 降至正常范围后方可考虑；⑦患肾严重萎缩，长度 <7cm，eGFR <10ml/min；⑧1 个月内有严重脑卒中史。

2. 手术前 1 天

术前向患者及家属交代病情，如手术适应证、禁忌证、初步方案/备选方案、手术并发症等，并签署介入手术知情同意书。

术前医嘱：碘过敏试验、备皮、建立静脉通道、肾功能不全者术前水化、部分患者预防性使用抗生素、部分可疑碘过敏或过敏体质者抗过敏（DXM 5-10mg 入壶、异丙嗪 25mg 或苯海拉明 20mg 肌注）、曾有轻微造影剂过敏（皮疹等），可于术前甲泼尼龙 80mg 静脉滴注。

术前药物准备：①双联抗血小板：术前氯吡格雷 150mg 负荷，75mg qd + 阿司匹林 100mg qd 至少 2 天；大动脉炎和 FMD 患者单用阿司匹林；②术前注意控制血压，必要时可静脉给予硝普钠、亚宁定、佩尔地平、艾司洛尔、合贝爽等针剂，带至导管室，因血压过高会显著增加介入围术期严重出血的发生率。

术后常规处理

向术者了解术中情况：特别是支架植入情况、术中给药情况、有无并发症及处理情况。

询问患者主观感受及症状（胸闷、头晕、头痛、嗜睡、视物模糊等）。

体检：神志、血压、心率、呼吸情况；心肺听诊；关注有无发生新的神经系统病理体征；局部穿刺血管压迫及止血情况/有无出血征象。

常规处理：①注意多饮水或经静脉补液，保证 4~6 小时内尿量达 800ml 以上，必要时给予呋塞米，使造影剂尽早尽快排泄；②持续血压及心电监测，至少 24 小时吸氧；③腹胀及排尿困难者对症处理，避免憋尿；④部分患者根据情况预防性使用抗生素 1~2 次，术后当天查血/尿常规，次日复查血/尿常规及电解质、肝肾功能；⑤支架术后氯吡格雷和阿司匹林联用至 6 个月；肾动脉介入术后如需尽快 CABG 者，建议阿司匹林及氯吡格雷双抗至少 5 天后再暂停，暂停期间予低分子肝素 + 沙格雷酯抗凝治疗；⑥控制危险因素并达标（高血压/糖尿病/高血脂/吸烟等）；⑦大动脉炎患者监测 ESR 和 CRP，逐步减少激素用量；⑧术后 2~3 天出院。

手术后 1 天

复查血常规、尿常规、肝肾功能 + 电解质 + 心肌酶。血压不稳定者继续监测心律、心率、血压。观察是否发生新的神经系统病理体征。术后穿刺点管理同常规。血压恢复的患者注意逐渐减停降压药物。

手术后 2 天

患者可以出院。等待 CABG 的患者安排转入相关病房，介入术后 5 天可暂停抗血小板药物，换用低分子肝素 5000IU q12h，盐酸沙格雷酯 100mg bid，5~7 天后可予 CABG 治疗。

出院医嘱：①术后 1 个月、3 个月、半年、1 年后复查血常规、生化全套、24 小时动态血压等检查，半年或 1 年后复查动脉超声或 CTA。②氯吡格雷至少半年，阿司匹林长期维持。

经皮射频消融去肾交感神经术

高血压是全球公共卫生的难题，难治性高血压约占

10% ~20% ，有更高心血管事件风险。降压药物问世前，20 世纪 20 年代，尝试外科切除内脏交感神经治疗高血压，虽然有效，但围术期的致死、致残率高。经皮射频消融去肾交感神经术（renal denervation，RDN）是通过消融导管在肾动脉内膜释放能量，使分布于肾动脉外膜处的大部分交感神经发生凝固性坏死，降低交感神经兴奋性，以达到降低血压的目的。见图 20-2。

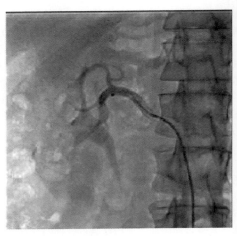

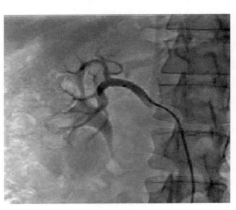

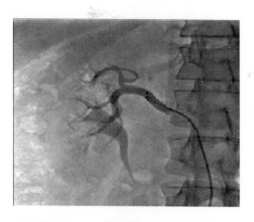

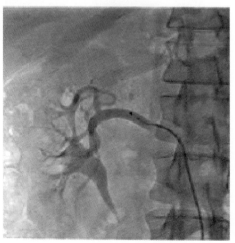

20

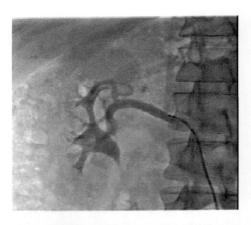

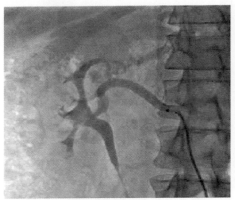

**图 20-2　射频消融去肾交感神经术
治疗顽固性高血压**

用 simplicity 导管，由肾动脉主干远至近螺
旋型消融肾神经，每隔约 5mm 选 1 个点，
每点 8W，2 分钟

入选标准

1. 收缩压 ≥160mmHg 和（或）舒张压 ≥100mmHg
（非同日三次诊室血压）。

2. 规律服用包含利尿剂在内的三种或以上常规剂量
抗高血压药物至少 1 个月。

3. 年龄 ≥18 岁，<65 岁。

20

4. 肾动脉主干直径≥4mm 且长度≥20mm。

5. 估测肾小球滤过率≥45ml/min。

6. 基础心率≥65 次/分（未服减慢心率药物）。

排除标准

1. 肾动脉异常情况包括任一侧肾动脉血流动力学或解剖学上明显的狭窄（≥50%）、曾行肾动脉球囊成形术或支架植入术，以及任一侧肾脏存在多支肾动脉，且主干直径<4mm。

2. 心血管不稳定包括 6 个月内发生心脑血管事件、存在血管内血栓或不稳定斑块的广泛动脉粥样硬化，以及血流动力学明显改变的心脏瓣膜疾病。

3. 合并 1 型糖尿病。

4. 植入性除颤器（ICD）或起搏器。

5. 近期有妊娠、哺乳或计划妊娠。

6. 其他严重的器质性疾病。

7. 继发性高血压。

术前常规

1. 常规检查

血常规、尿常规、便常规、生化全套、乙肝、梅毒、艾滋、凝血、血沉、CRP、尿微量白蛋白、尿蛋白/肌酐比值、激素类化验（去甲肾上腺素、肾上腺素、多巴胺）、心电图、X 线胸片、心脏超声、四肢血压、睡眠呼吸监测（有 OSAS 病史者需检查）、肾动脉、肾上腺和肾脏 CT。

2. 术前医嘱

长期医嘱包括降压药物（尽量不使用 β 和 α 受体阻滞剂）、阿司匹林 100mg qd 等，无须给予氯吡格雷；临时医嘱基本与其他常规介入手术相同，将名称改为"拟今/明日在局麻下行经皮射频消融去肾交感神经术"，其他包括术前术后水化、备皮、碘过敏试验等，向患者及家属交代相关介入风险及可能疗效，签署经皮射频消融去肾交感神经术治疗顽固性高血压知情同意书。

围术期用药

1. 术前可根据患者的精神状态（紧张、焦虑等），酌情给予少量基础镇静药物；

2. 建立静脉通路，微量泵配备硝普钠，控制动脉压在 140/90mmHg 左右；

3. 消融术中常规给予芬太尼加咪达唑仑静脉麻醉镇痛。术中若患者因疼痛引起血压心率变化，可根据情况及时给予阿托品、多巴胺等药物处理。术后患者若仍有疼痛，可酌情给予镇痛药物。

4. 术后根据患者血压的变化及时调整降压药的用量，维持血压心率在正常范围；

5. 术后使用阿司匹林 100mg，每日 1 次，至少 1 个月。

术后管理

手术后 1 天、后 2 天管理同肾动脉介入治疗常规。密切监测患者血压、心率、尿量、肾功能变化，持续水化，保证足够尿量；注意穿刺点的护理；若患者生命体征稳定，可于术后第二天出院。

术后随访

出院后 1、3、6、12 个月常规复查诊室血压、动态血压、生化全套、尿微量白蛋白、尿蛋白/肌酐比值、血尿儿茶酚胺等。6 月时行肾动脉增强 CT 检查。其他随访同肾动脉介入术后随访。

（车武强　钱海燕　宋　雷）

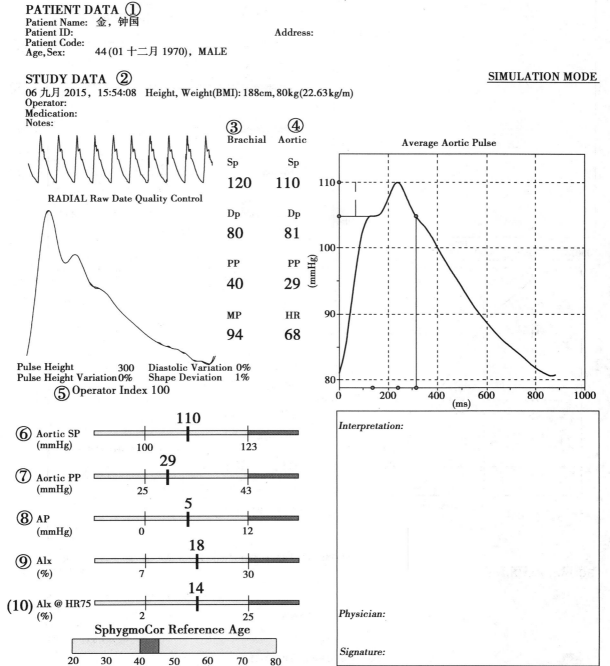

SphygmoCor®
Clinical Assessment

PATIENT DATA ①
Patient Name: 金，钟国
Patient ID:
Patient Code:
Age, Sex: 44 (01 十二月 1970)，MALE

Address:

STUDY DATA ②

06 九月 2015，15:54:08 Height, Weight(BMI): 188cm, 80kg(22.63kg/m)
Operator:
Medication:
Notes:

③ Brachial   ④ Aortic

	Brachial	Aortic
Sp	120	Sp 110
Dp	80	Dp 81
PP	40	PP 29
MP	94	HR 68

RADIAL Raw Date Quality Control

Pulse Height   300   Diastolic Variation 0%
Pulse Height Variation 0%   Shape Deviation   1%
⑤ Operator Index 100

Average Aortic Pulse

⑥ Aortic SP (mmHg)   110   100 — 123

⑦ Aortic PP (mmHg)   29   25 — 43

⑧ AP (mmHg)   5   0 — 12

⑨ AIx (%)   18   7 — 30

(10) AIx @ HR75 (%)   14   2 — 25

SphygmoCor Reference Age
20 30 40 50 60 70 80

Interpretation:

Physician:

Signature:

AtCor Medical SCOR–CvmS 9(03546) 130 DATA · 11 三月 2016

图 5-2   中心动脉压报告格式

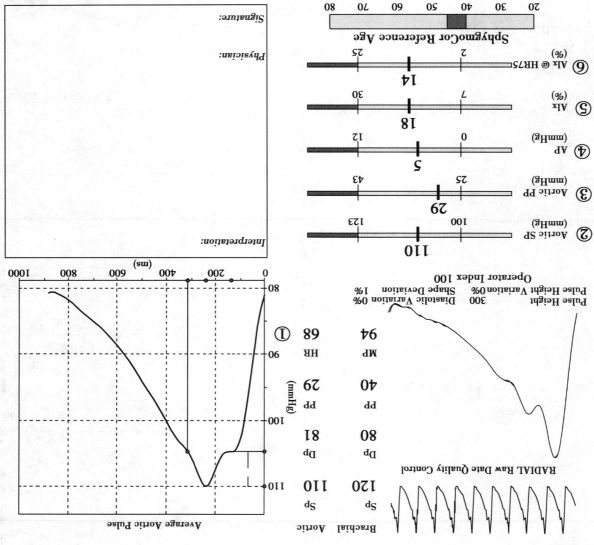

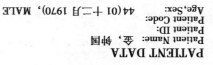

图 5-4 根据 PWA 报告参数进行临床判断

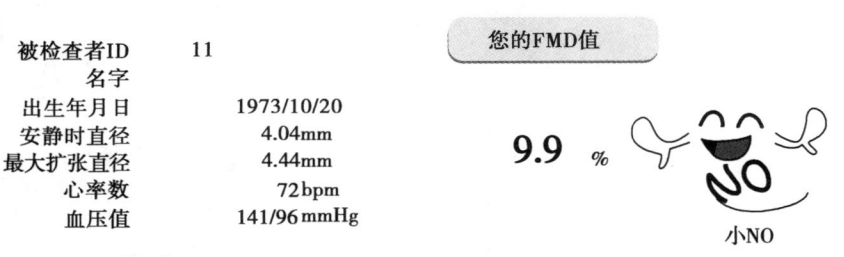

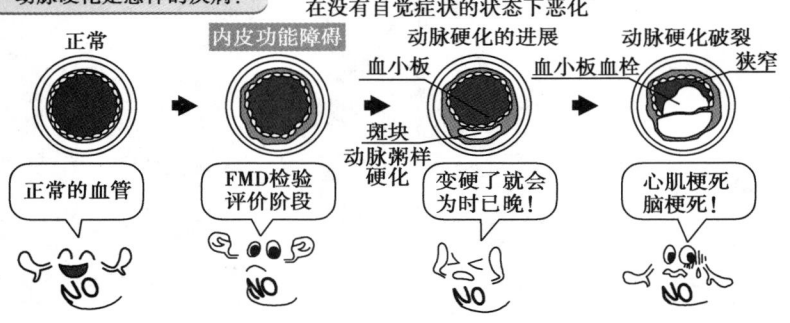

图 6-2　FMD 检测结果样板

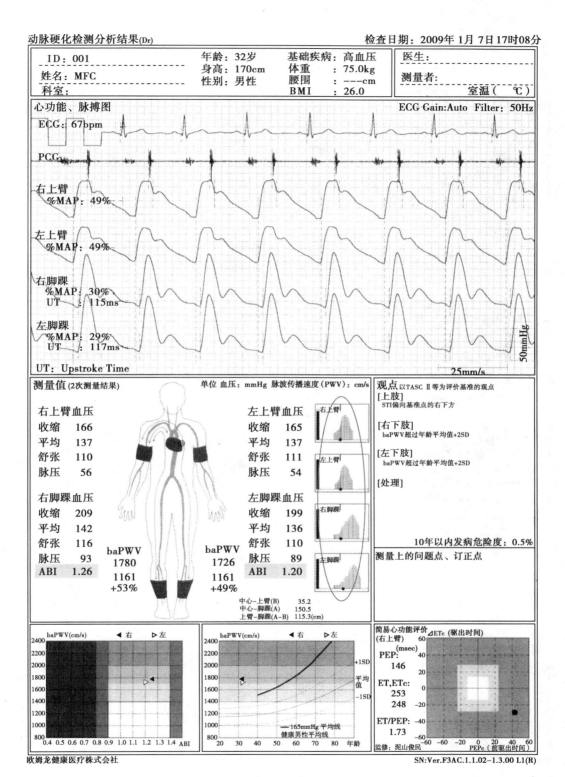

图4-4 四肢血压报告解读八大步骤

注:操作不正确情况有可能是由于操作不规范、被测试者检测时移动身体或环境噪声等原因造成的

检测结果区域图（见报告2）	报告结论	建议诊断结论
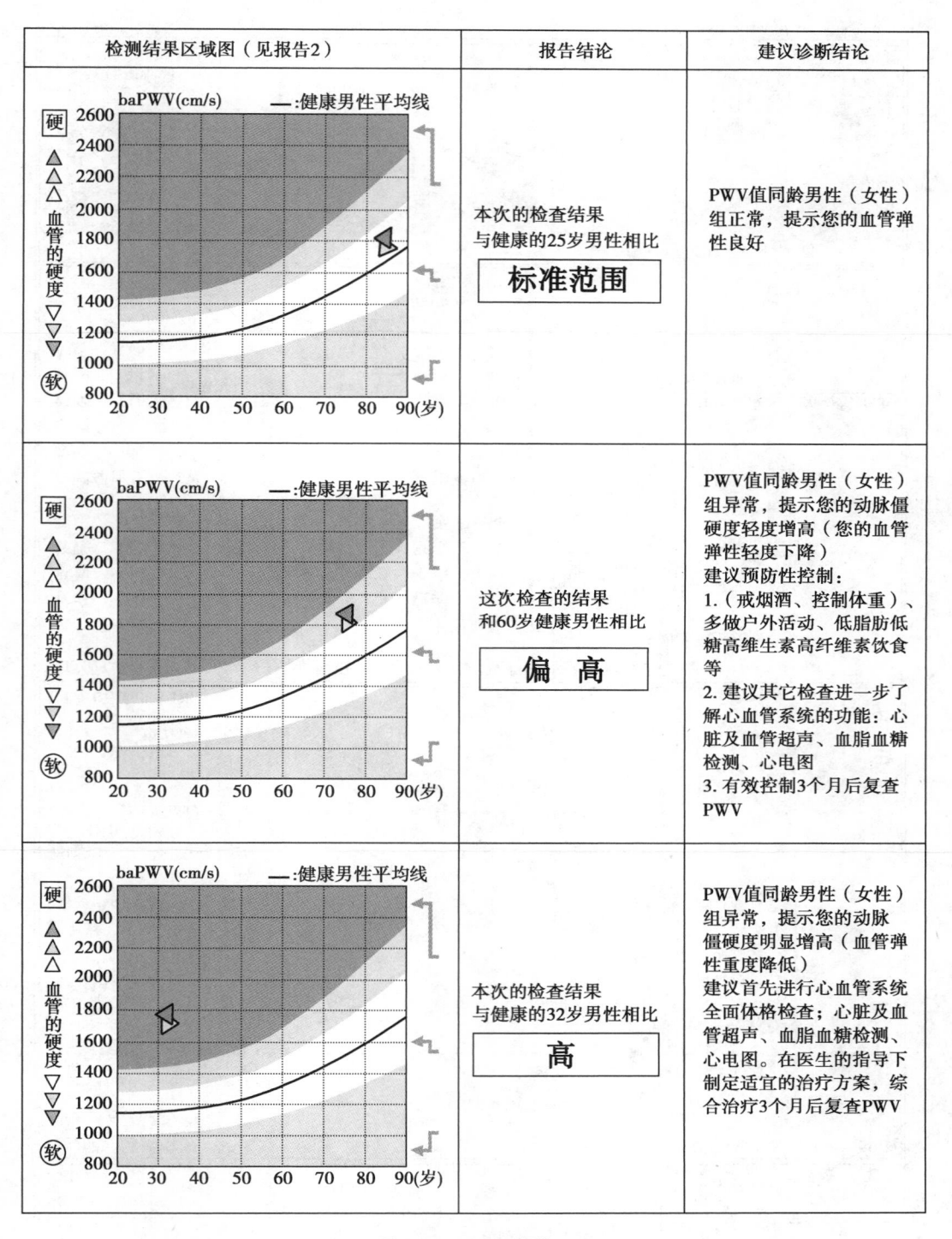	本次的检查结果与健康的25岁男性相比 **标准范围**	PWV值同龄男性（女性）组正常，提示您的血管弹性良好
	这次检查的结果和60岁健康男性相比 **偏 高**	PWV值同龄男性（女性）组异常，提示您的动脉僵硬度轻度增高（您的血管弹性轻度下降）建议预防性控制：1.（戒烟酒、控制体重）、多做户外活动、低脂肪低糖高维生素高纤维素饮食等2.建议其它检查进一步了解心血管系统的功能：心脏及血管超声、血脂血糖检测、心电图3.有效控制3个月后复查PWV
	本次的检查结果与健康的32岁男性相比 **高**	PWV值同龄男性（女性）组异常，提示您的动脉僵硬度明显增高（血管弹性重度降低）建议首先进行心血管系统全面体格检查；心脏及血管超声、血脂血糖检测、心电图。在医生的指导下制定适宜的治疗方案，综合治疗3个月后复查PWV

图 4-15　PWV 报告 2

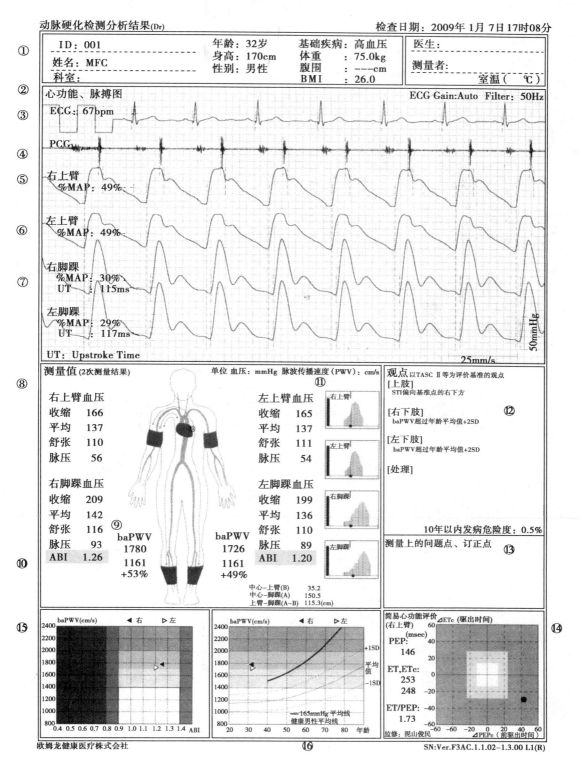

图 4-1 四肢血压报告详解

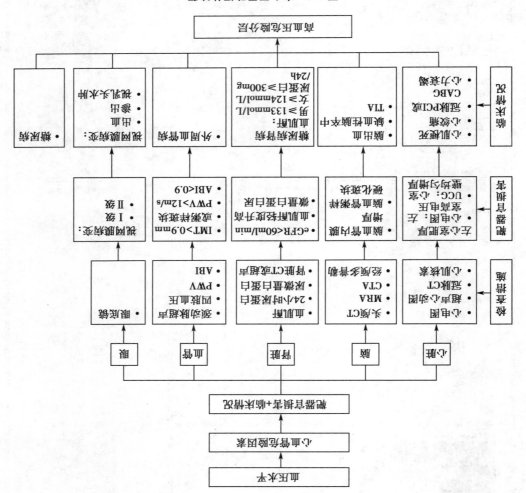

图 2-1　高血压风险分层流程